守护健康——北大护理健康科普系列丛书

丛书主编 侯淑肖 万巧琴

U0232672

自我健康管理百问百答

主　　编　孙　静

副 主 编　韩凤萍　李爱华　裴　琛　谭文辉

　　　　　杨　臻　周俊红　李　森

编　　委（按姓名汉语拼音排序）

白爽爽（北京大学人民医院）　　　　　帅学军（中日友好医院）

陈　钢（中日友好医院）　　　　　　　孙　静（北京大学护理学院）

陈永刚（北京市中关村医院）　　　　　谭文辉（解放军总医院第五医学中心）

董晓健（北京市中关村医院）　　　　　王　彭（北京协和医院）

韩凤萍（北京大学护理学院）　　　　　魏　娜（北京大学第三医院）

郝君颖（北京大学人民医院）　　　　　吴　丹（解放军总医院第五医学中心）

胡　杨（北京大学护理学院）　　　　　吴　瑾（中日友好医院）

姜　楠（北京市中关村医院）　　　　　吴　莎（中国航天科工集团七三一医院）

李爱华（中国航天科工集团七三一医院）　辛春艳（北京大学第三医院）

李蕙杰（北京大学第三医院）　　　　　邢爱斌（北京市海淀区万寿路社区卫生服务中心）

李美红（北京大学第三医院）　　　　　邢丽莉（北京大学人民医院）

李　孟（中国航天科工集团七三一医院）　薛凯跃（北京大学第三医院）

李　宁（北京大学第三医院）　　　　　杨芳荣（北京市海淀区万寿路社区卫生服务中心）

李　森（北京大学人民医院）　　　　　杨　臻（中日友好医院）

李湘淼（首都医科大学康复医学院）　　叶　青（北京市中关村医院）

吕　颀（北京大学第三医院）　　　　　张晓婷（北京大学第三医院）

马　骁（中日友好医院）　　　　　　　张晓影（北京大学人民医院）

裴　琛（北京大学第三医院）　　　　　张　宇（解放军总医院第五医学中心）

裴　铭（北京市海淀区万寿路社区卫生　张玉敏（解放军总医院第五医学中心）

　　　　服务中心）　　　　　　　　　钟小景（肇庆医学高等专科学校）

彭　慧（解放军总医院第五医学中心）　周俊红（北京市中关村医院）

视频拍摄与剪辑　李承璋（承晨雨）

编 写 秘 书　胡　杨

北京大学医学出版社

ZIWO JIANKANG GUANLI BAIWEN BAIDA

图书在版编目（CIP）数据

自我健康管理百问百答 / 孙静主编. -- 北京 ： 北京大学医学出版社，2025. 1. -- ISBN 978-7-5659-3283-0

Ⅰ．R161-44

中国国家版本馆CIP数据核字第2024JL9149号

自我健康管理百问百答

主　　编：孙　静

出版发行：北京大学医学出版社

地　　址：（100191）北京市海淀区学院路38号　北京大学医学部院内

电　　话：发行部 010-82802230；图书邮购 010-82802495

网　　址：http://www.pumpress.com.cn

E-mail：booksale@bjmu.edu.cn

印　　刷：北京信彩瑞禾印刷厂

经　　销：新华书店

责任编辑：赵　欣　　责任校对：靳新强　　责任印制：李　啸

开　　本：787 mm×1092 mm　1/16　　印张：15　　字数：346 千字

版　　次：2025 年 1 月第 1 版　2025 年 1 月第 1 次印刷

书　　号：ISBN 978-7-5659-3283-0

定　　价：80.00元

本书由

北京大学医学出版基金资助出版

人民健康是民族昌盛和国家富强的重要标志，健康中国行动是实施健康中国战略的"路线图"和"施工图"，不仅要从政府的角度提出政策措施，还要对社会和公众提出合理的健康建议，把健康中国战略的理念和要求融入公众日常生活的方方面面。为传递健康知识，普及健康生活方式，提升公众健康照顾技能，助推健康中国战略目标的实现，发挥一流医学院校服务社会的重要职能，以专业力量服务公众健康需求，由北京大学护理学院和各附属医院组成的护理专家团队在为社会大众提供专业护理服务的同时，致力于将健康科普带到千家万户，为人民健康保驾护航。把我们工作中积累的护理专业知识以科普的形式介绍给公众，帮助大家更好地认识健康和疾病，提升全民健康素养，共同构筑健康的第一道防线，是我们创作"守护健康——北大护理健康科普系列丛书"的初衷。

本丛书（第一辑）包含 8 个分册，涉及居民自我健康管理、常见慢病自我照护、心理健康自我管理、老年常见急症居家应急管理、肺康复指导、透析患者健康指导、关节置换术居家康复等方面，涵盖健康、亚健康和疾病康复期等不同阶段，读者可以根据自身需要进行选择。本书内容编排兼顾医学科普的科学性和通俗性，图文并茂，并附有演示视频，力求科学严谨又不失生动有趣，不仅传播健康照护知识，还非常注重内容的可操作性，读者可以随时将书中所学应用到实际生活当中，具有很强的实用性。

每个人都是自己健康的第一责任人，积极主动地获取健康信息，养成健康的生活方式，提升健康照护的能力，是居民健康素养的重要内容。希望社会公众通过本丛书的学习，不仅增加健康照护知识和技能，也减少因为不了解带来的焦虑，在维护自身和家人健康的过程中多一份淡定与智慧，更好地配合医护人员共同呵护健康。

本丛书也适合广大护理人员和护理专业学生阅读，对他们将来的临床工作会有很多的启发和帮助。

本丛书有幸得到 2023 年度北京大学医学出版基金及北京大学护理学院教材建设和研究项目的资助，从而得以顺利出版，在此表达我们诚挚的谢意！

祝愿每一个人都与健康常伴！

《"健康中国 2030"规划纲要》提出了"要持续推进覆盖全生命周期的预防、治疗、康复和自主健康管理一体化的国民健康信息服务，普及健康知识，提高全民健康素养"的重要指导方针。健康科普的进步对于增强健康传播效果、促进全民健康素养提升、推动全民健康具有重要的意义。健康自我管理是指在卫生保健专业人员的协助下，个人开展一些预防性或治疗性的卫生保健活动以维持和促进自身健康，让个人的健康状态和功能保持在满意的水平，从而享受更健康的生活。然而，实现这些目标往往充满挑战。

《自我健康管理百问百答》旨在迎接这一挑战。本书通过图文和视频相结合的方式进行健康传播，每节包含一个问题，配以图文解答和一个科普短视频。视频化健康教育已被证明能显著提升公众的健康知识水平、健康信念，并促进健康行为的改变。通过结合声音、文字、图片和影像的多重形式，利用丰富的视听内容打破知识传播的壁垒，更贴合现代人接收信息的习惯。

该书共分为 11 章，包含 100 个问题与解答，主题涵盖健康素养、饮食健康、口腔健康、运动与康复训练、居家安全、健康体检，以及重点人群与慢性病、传染病、卧床和肿瘤患者的自我管理方法等；专注于普通民众实际面临的问题，为他们提供科学、易理解、可操作的方案。

本书的特点包括：①选择普通民众最关心的健康议题，提出最相关的问题，给出具实际操作性的方案，以帮助他们解决健康问题，做出正确的健康决策；②采用图文并茂的形式，更直观地呈现重点内容，使具有不同背景和健康知识水平的人群都能理解，除表述复杂的计量单位外，其余单位尽量用汉字表示；③通过短视频回答 100 个问题，使健康科普知识获取方式更加灵活，覆盖范围更广，达到更好的健康传播效果。

本书由国内 11 所院校和医院的 41 位富有健康管理经验的优秀编者悉心

撰写而成。在此，向全体编写人员表示感谢。本书的视频拍摄与剪辑由北京承雨科贸发展有限公司承担，在此表示感谢。本书编写也得到了北京大学医学出版社的指导和大力支持，在此表示衷心的谢意。限于时间和学识，书中难免有不妥之处，请读者提出宝贵意见，以便我们进一步完善。

主编

目 录

L1u

全书参考文献

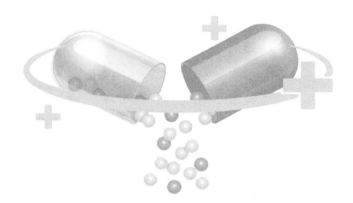

第 一 章

健康素养

视频讲解

第一节　你会打"120"吗?

　　"120"急救电话是遇到突发疾病或意外伤害时的一条紧急生命通道。一次及时正确的急救电话足以挽救一个人的生命(图1-1-1)。提高"120"院前急救电话的拨打技巧,用最简洁的话语让急救人员准确了解各种信息,可以帮助医护人员及时、准确、有效地抢救患者,减少其痛苦,降低死亡风险,达到最佳的救治效果。

⊕ 拨通"120"后你该说什么?

　　1. 详细病情、病史、服用药物:包括性别、年龄、主要症状和伤情、服用药物、病史。推荐描述公式为:什么时候 + 什么原因 + 哪个部位 + 出现什么情况。如:10分钟前不明原因胸口刺痛;5分钟前遭遇车祸,额头流了很多血。主要症状包括昏倒、跌倒、从楼上摔下、呼吸困难、吐血等,不要描述模糊概念,如"人不行了"。病史包括所患疾病。服用药物包括长期服用的药物和最近服药情况。

　　2. 具体位置:提供尽可能详细的地址,包括区(县)、街道、小区、单元、室;若在陌生区域,则提供附近显著的标志物,如大型商城、酒店、银行、地铁站、公交车站。

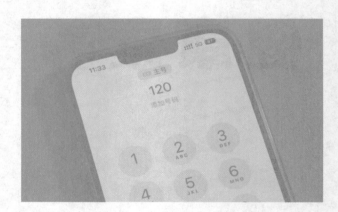

图1-1-1　拨打"120"电话

注意:冷静配合"120"接听人员的询问,声音大一些,语速慢一些,等待对方挂断电话,不可自行挂断。

⊕ 等候救护车时你该做什么?

　　1. 保持电话畅通:拨打完"120"后,尽量别用该设备去拨打其他电话。急救车出发后，救护人员还会通过电话与求救者联系，再次确定病情与地址。

2. 准备好患者的身份证、医保卡、常用药物、既往病历材料（图1-1-2）。

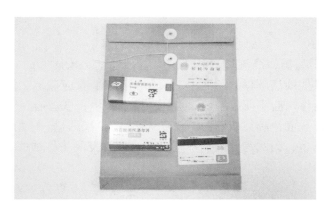

图1-1-2　就医材料准备

3. 提前准备搬运患者的通道：对于封闭小区，联系物业人员打开小区大门；对于高层住宅，联系物业人员临时专用电梯；若走楼梯，清理楼道，以方便担架快速通行。

4. 安排人员提前去接应救护车：选择阳台、窗口、明显标志处、交叉路口等待接车，向急救车招手呼唤。

5. 等待期间的正确做法

（1）随时关注患者病情，如呼吸、意识等情况。

（2）若突发心脏病，可舌下含服速效救心丸。

（3）对昏迷患者，解开紧扣的衣领，使头偏向一侧。

（4）若出现呕吐，及时清理口鼻呕吐物。

（5）对呼吸、心搏停止的患者，立即给予人工呼吸、胸外心脏按压，直到救护人员赶到。

（6）将一氧化碳中毒的患者移到通风良好的地方。

6. 等待期间注意：不可提前搀扶或将患者抬出房间，不可随意服药或进食。

（胡　杨　孙　静）

视频讲解

第二节 如何正确处理中暑？

中暑是指暴露于高温、高湿环境和（或）剧烈运动一段时间后，出现下列表现中的至少一项且不能用其他疾病解释的急症：①头晕、头痛、反应减退、注意力不集中、动作不协调；②口渴、心悸、心率明显增快、血压下降、晕厥；③恶心、呕吐、腹泻、少尿或无尿；④大汗或无汗、面色潮红或苍白、皮肤灼热或湿冷、肌痛、抽搐；⑤发热。由于中暑往往发病快、病情重，因此需要识别不同程度的中暑表现并及时做出紧急处理。

⊕ 轻度中暑

轻度中暑患者体温正常或轻微升高（体温 < 38 摄氏度），意识清醒。

现场处理办法：

1. 立即远离当前的高温环境，转至阴凉通风或室内有风扇、空调处休息。
2. 疏散人群，注意通风。
3. 帮助其取坐位或平躺，解开衣裤。
4. 及时补充水分，饮用淡盐凉开水或其他不含酒精的清凉饮料 500 ~ 1000 ml，每隔 15 分钟饮用一杯（图 1-2-1）。经过上述处理后，一般可以慢慢恢复。

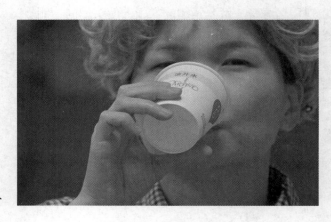

图 1-2-1 补充水分

⊕ 中度中暑

中度中暑患者表现为皮肤湿冷、面色苍白、心率明显加快、血压下降、少尿等；可有晕厥，但数分钟内可自行恢复意识，体温进一步升高（体温 ≥ 38 摄氏度，< 40 摄氏度）。

处理办法：

1. 采取轻度中暑的现场处理办法。

2. 冰敷降温，可在额头、颈部、腋下、大腿根部等部位放置冰袋或冰块进行局部降温（图 1-2-2）。

3. 立即送至医院急诊科做进一步处理。

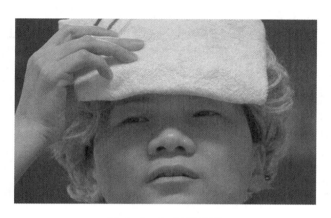

图 1-2-2　冰敷降温

⊕ 重度中暑

重度中暑患者出现昏迷、全身抽搐等严重表现，体温 ≥ 40 摄氏度。应立即拨打"120"或将患者送医院急诊科，在等待救护车或送院途中采取现场处理办法，但需注意不要强行喂水，以免引起窒息。

（钟小景　孙　静）

视频讲解

第三节　你真的会戴口罩吗?

戴口罩是预防呼吸道传染病较为重要、有效的方法之一。处于人员密集场所，如医院、办公室、购物中心、餐厅、会议室、电梯、公共交通工具等时，应随身准备一次性医用口罩或医用外科口罩。接触咳嗽或打喷嚏等感冒患者，或自身有上述症状时，需要戴一次性医用口罩或医用外科口罩。正确佩戴口罩既可以保护自己，也可以保护他人。

⊕ 如何正确戴口罩?

1. 佩戴口罩之前，保持自己双手的清洁，用七步洗手法规范地清洁双手，避免用污染的手污染清洁的口罩，以达到最好的防护效果。
2. 检查口罩是否在有效使用期内，外包装无破损。
3. 口罩浅色朝自己，深色朝外，褶皱朝下，金属条朝上。
4. 佩戴口罩时把两侧的系带挂在耳上，挂好以后将口罩撑开，上边盖住鼻梁，下边盖住下颌。
5. 双手按压口罩上部钢丝（金属鼻夹），使其贴合鼻梁，起到密闭作用，才能有效防护。

⊕ 如何检查口罩的密闭性?

1. 完全遮盖口鼻：确保口罩完全覆盖口鼻部位。
2. 确认鼻夹位置：如果口罩有金属鼻夹，务必将其按压贴合鼻梁的形状，以防止空气从鼻旁的缝隙中透入。
3. 检查侧边密封：检查口罩两侧是否密封良好。如果口罩是平面的，应紧密贴合面颊。如果口罩有侧翼，侧翼应完全展开并覆盖住面颊。
4. 检查下颌部位：口罩应覆盖下颌，务必确保口罩不会在说话或移动时滑落。
5. 做一个呼吸测试：深深吸一口气，看看口罩有没有明显向内收缩；然后尽力呼气，看看口罩是否向外膨胀。这个测试可以检测空气是否通过口罩出入，而不是从口罩边缘漏出。

⊕ 戴口罩的注意事项（图 1-3-1）

1. 佩戴口罩前和摘除口罩后应洗手。

2. 佩戴口罩时应注意正反和上下，口罩应遮盖口鼻，调整鼻夹至贴合面部。

3. 佩戴口罩过程中避免用手触摸口罩内外侧，应通过摘取两端线绳脱去口罩。

4. 佩戴多个口罩不能有效增加防护效果，反而会增加呼吸阻力，并可能破坏密闭性。

5. 一次性医用口罩或医用外科口罩均为限次使用，累计使用时间不超过 8 小时。职业暴露人员使用口罩不超过 4 小时。

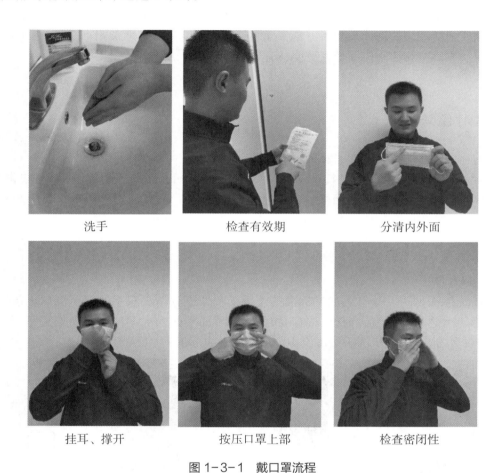

洗手	检查有效期	分清内外面
挂耳、撑开	按压口罩上部	检查密闭性

图 1-3-1 戴口罩流程

（王 彭孙 静）

第四节　你真的会洗手吗?

环境表面的细菌大部分是通过双手相互传播的,接触传播包括直接接触传播和间接接触传播。对于普通社区居民,风险更多来自于间接接触,如果病原附着在物体表面,自己的手触摸到被污染的物体表面后进食、揉眼睛等,可能会造成感染。所以保持手部的清洁是预防病原感染和控制传播较为重要、有效的措施之一。

➕ 什么时候必须洗手?

三前:饭前;触摸眼、口、鼻前;戴口罩前。

五后:摘口罩后;便后;触摸过公共物件如扶手、电梯按键、钱币等后;接触过泪液、鼻涕、痰液和唾液后;从外面回家后。

➕ 七步洗手法

七步洗手法(图1-4-1)通过标准的洗手流程,充分清洗双手的每个部位,包括手心、手背、指缝、指关节、拇指、指尖和手腕,可简单归为七字口诀:内外夹弓大立腕(内外夹攻大力丸)。七步洗手法每步10～15秒,共70～105秒。

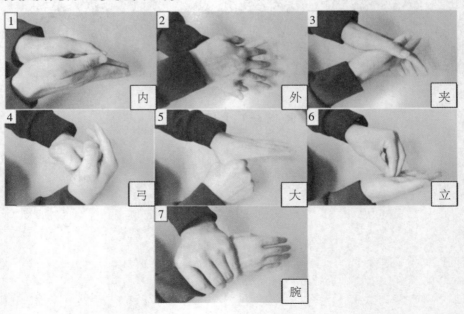

图1-4-1　七步洗手法

1. 洗手心（内）：掌心相对，手指并拢相互揉搓。
2. 洗手背（外）：手心对手背相互揉搓，双手交换进行。
3. 洗指缝（夹）：掌心相对，双手交叉沿指缝相互揉搓。
4. 洗指关节（弓）：弯曲各手指关节，半握拳，把指背放在另一手掌心旋转揉搓，双手交换进行。
5. 洗拇指（大）：一手握另一手（大）拇指旋转揉搓，双手交换进行。
6. 洗指尖（立）：把指尖合拢在另一手掌心旋转揉搓，双手交换进行。
7. 洗手腕（腕）：手掌揉搓手腕，双手交换进行。

⊕ 洗手的清洁工具的选择

近年来，洗手液由于取用方便、清洁，逐渐成为香皂的替代品，受到人们的喜爱。但美国清洁协会认为，用肥皂和清水洗手是最佳的消毒方法，洗手液只起到了补充作用，并不能替代传统的香皂。

常见的洗手液有两类：一类是具有抗菌、抑菌功效的洗手液，一般标签标注"消毒抑菌"等字样，这类洗手液能帮助杀灭或抑制常见致病菌，如化脓性球菌、肠道致病菌、致病性真菌等，取得卫生许可证后，才允许生产和销售。另一类是普通洗手液，只是起到清洁、去污的作用，不能清除手上常见的致病菌。

免水手消凝胶主要用于对手部皮肤的日常杀菌，适合手上没有明显污物时。免水手消凝胶不能代替流动水洗手，若手上有明显污物，建议以流动水洗手。

此外，洗手前最好摘下手表或戒指等饰品。手洗净后，用干净的个人专用毛巾、手巾或一次性纸巾擦干双手，并勤换毛巾，定期用煮沸等方式消毒毛巾。避免使用脏毛巾或衣襟擦手，防止造成"二次污染"。

（王 彭 孙 静）

视频讲解

第五节　如何正确使用电子血压计测量血压？

　　血压是血管内流动着的血液对单位面积血管壁的侧压力。血压分为收缩压（俗称高压）和舒张压（俗称低压）。成人正常血压：收缩压 < 120 mmHg，舒张压 < 80 mmHg。成人高血压的诊断标准为：在未使用降压药物的情况下，非同日 3 次收缩压 ≥ 140 mmHg 和（或）舒张压 ≥ 90 mmHg（诊室血压）。规律监测血压是正确诊断、选择治疗手段和评估治疗效果的重要保障。

➕ 血压测量方法

　　1. 坐在带有靠背的椅子上，后背靠在椅背上，上身自然正直，双足平放于地面，不能将腿翘起。上臂自然平放于桌面，手掌向上摊开，肘部伸直，保持上臂与心脏同一水平高度。

　　2. 测量侧上臂应充分暴露，袖带下缘置于肘窝上方 2 ～ 3 cm（图 1-5-1），将袖带充气囊的中心位置放于此。袖带不要绑得太紧，松紧度以能插入一个手指为宜（图 1-5-2）。

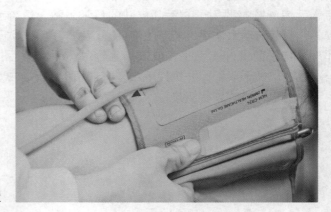

图 1-5-1　袖带的位置

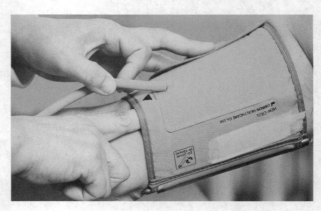

图 1-5-2　袖带松紧度

3. 血压计开机，按测量键，血压计开始自动充气，然后放气，屏幕显示血压读数。

4. 记录每次测量血压的日期、时间、收缩压、舒张压和心率。

⊕ 血压测量注意事项

1. 固定的测量习惯：定时、定部位、定体位、定血压计。

2. 测血压前 30 分钟禁止运动、喝咖啡和吸烟。测血压前应排尿，静坐休息 3 ~ 5 分钟再测量。

3. 建议测血压时间在早晨起床后 1 小时内或晚上就寝前。晨起服用降压药物后、排尿后、早餐前测量血压。至少测量 2 次血压，间隔 1 ~ 2 分钟，若两次血压测量差值 ≤ 5 mmHg，则取 2 次测量值的平均值；若差值 > 5 mmHg，应再次测量，取后 2 次测量的平均值。初诊高血压患者或高血压患者调整降压药期间，建议连续家庭自测血压 7 天。血压控制平稳者，建议每周家庭自测血压 1 ~ 2 天。

4. 血压有昼夜节律的变化，且受气候、环境、活动、情绪变化的影响，不同时间段测量的血压值有所不同。对血压过分关注，频繁测血压，精神紧张，均不利于血压控制。

5. 初诊患者或初次测量血压，应测量双侧手臂，以血压高的一侧为准，并长期固定该侧测量血压。

6. 水银血压计容易产生人为误差，同时存在水银泄漏的隐患。家庭自测血压应选择上臂式电子血压计，其具有操作方法简便、准确性和重复性较好的优势。

（李爱华）

第六节　如何正确处理外出血?

外出血是血液从血管内流到体表。外伤时外出血最为常见。人体血液重量占体重的7%～8%，当创伤造成失去全身血容量的20%（约800毫升）时，可引发轻度休克，当出血超过2000毫升时，如不及时抢救，将会威胁生命。所以一旦发生外出血，需冷静判断出血量，及时采取现场止血措施。

✚ 清洁伤口

当出血量小、出血速度慢时，可先去除伤口表浅异物；若异物为扎入伤口深部的尖刀、钢筋、木棍、尖石块等，不要轻易去除，避免引起大出血。先用清洁的水或生理盐水冲洗伤口（图1-6-1），聚维酮碘（碘伏）或75%乙醇消毒，再行止血。

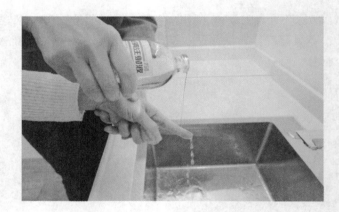

图 1-6-1　冲洗伤口

✚ 常用止血方法

1. 伤口压迫止血（图1-6-2）：用干净的纱布或其他布类物品（如干净毛巾、手帕，紧急情况下也可用干净的衣服）直接按在出血区上止血，适用于头部、颈部和四肢的动脉出血。此法只能临时和短时间使用，每隔10分钟需要放松。

2. 指压止血：用手指压在出血动脉近心端，以达到止血目的，适用于头部、颈部和四肢的动脉出血。用此方法要保证以一定的力度压迫血管，尤其是下肢出血血管，否则达

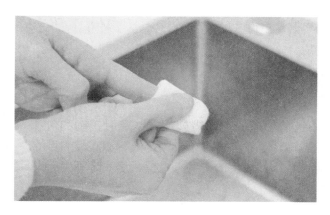

图 1-6-2　压迫止血

不到止血目的。指压时间在 10 ～ 15 分钟内。

（1）上肢出血：指压部位均在上臂内侧中段。一手握住伤者的前臂，另一手放在上臂内侧的中段部，在突出的肌肉块内下缘用力下压，感觉有血管搏动处即为要压迫的血管，然后用拇指和其余四指相对，用力捏紧，从而达到止血目的。

（2）下肢出血：在大腿根部找到血管搏动处，用两个拇指用力下压，以增加压力，同时让伤者屈起大腿，使大腿肌肉放松。

以上方法用于四肢动脉止血时，均应将伤肢抬高，超过心脏水平位置。

3. 加压包扎止血：此法适用于身体各处受伤引起的小静脉、毛细血管等出血，是最常用的止血方法。用干净、消毒的较厚的纱布或应急时用的替代品，覆盖在伤口表面，在纱布上方用绷带、三角巾或应急时用的替代品加压包扎。操作中要遵循先盖后包、力度适中的原则。先盖后包即先在伤口上盖敷料，然后再用绷带或三角巾包扎。力度适中指的是包扎后应有效止血，同时远端的动脉还在搏动。如包扎过松，止血无效；如包扎过紧，会造成远端组织缺血、缺氧坏死。另外，包扎前，在可能的情况下应尽量初步清洁伤口。

4. 特别说明：现场止血只是临时性的急救措施，应同时呼救并拨打 120 急救电话，以防止伤者因出血过多而发生休克。

（钟小景　孙　静）

视频讲解

第七节　紧急情况下如何正确包扎伤口？

　　包扎是外伤现场应急处理的重要措施之一。及时正确的包扎，可以达到压迫止血、减少感染、保护伤口、减轻患者疼痛，以及固定敷料和夹板的目的。相反，错误的包扎可导致出血增加、加重感染、造成新的伤害、遗留后遗症等不良后果。绷带包扎法是一种用途最广、最方便的包扎方法。

✚ 环形包扎法

　　用于包扎身体粗细相近部位如颈部、额部、手腕部等的较小伤口。作为最基础的包扎法，也用于各种绷带包扎方法的起始端。

　　操作方法：绷带微斜放在伤口处，缠绕1周，第2周缠绕时将第1周斜出的一角反折压住，然后继续缠绕，每缠绕一周压住前一周斜出的一角，最后用胶带固定末端（图1-7-1）。

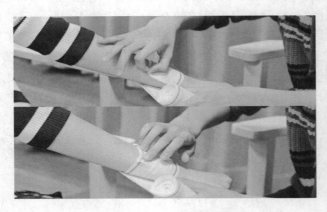

图 1-7-1　环形包扎法

✚ 螺旋包扎法

　　用于包扎身体粗细相差不多的部位如上臂、躯干等的大面积伤口。

　　操作方法：先用环形包扎法缠绕2周，再稍微倾斜（＜30°）向上继续缠绕，每一周压住前一周的1/3～1/2，末端环形包扎固定（图1-7-2）。

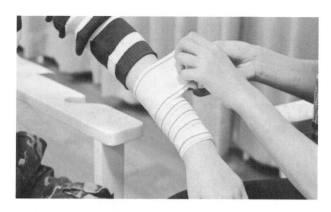

图 1-7-2　螺旋包扎法

⊕ **螺旋反折包扎法**

　　用于包扎肢体粗细不等的部位如前臂、大腿、小腿等的伤口或用于出血量较大时的伤口包扎。

　　操作方法：先用螺旋包扎法缠绕，到渐粗的部位时，在伤口敷料侧面进行反折包扎，完全覆盖敷料后，进行环形包扎固定。

　　反折包扎法：每缠绕一周，用左手拇指按住绷带中央，右手将绷带反折，每反折一次，继续螺旋缠绕 1 周，盖住前一周的 1/3 ~ 2/3。应注意每次反折需要排列整齐，不在伤口或骨性隆突部位反折（图 1-7-3）。

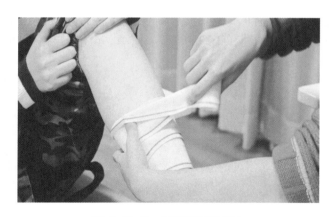

图 1-7-3　螺旋反折包扎法

⊕ **"8" 字包扎法**

　　用于包扎关节部位如腕、肘、肩、足、踝、膝等的伤口。

操作方法：先在关节正中环形包扎2周，再将绷带从上方越过关节向下包扎，然后由下向上，如此反复地呈"8"字形来回缠绕，每一周压盖前一周的1/3～1/2，最后环形包扎2周固定（图1-7-4）。

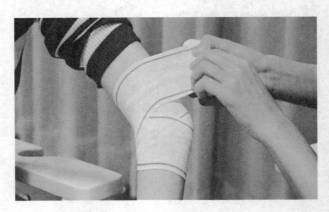

图1-7-4 "8"字包扎法

⊕ 注意事项

1. 进行包扎时，动作要轻巧、迅速、准确，包住伤口，同时严密牢固，松紧适宜。

2. 包扎完毕应检查是否阻断血液循环或压迫神经，当出现发紫、发麻、变凉、肿胀症状时，应予以放松，重新包扎。

3. 包扎时要保持肢体的功能位置，如肘部要弯曲状态包扎，膝部要伸直状态包扎。

4. 如果绷带包扎未能使症状减轻，反而好像加重了症状，应及时就医。

5. 紧急情况下，应就地取材，干净的衣物、床单、窗帘、毛巾、围巾均可撕开使用。

（胡 杨 孙 静）

第八节　如何正确处理鱼刺卡喉？

　　鱼刺是日常生活中常见的食管异物，鱼刺卡喉常发生于食管入口处，主要表现为吞咽困难、胸骨后疼痛。若因饮食不慎误咽鱼刺，这时需保持镇静，立即将口中食物吐出，先试着吞咽唾液几次，如有明显的刺痛且固定在一个部位，而咽部静止时疼痛不明显，就是发生了鱼刺卡喉，需立即处理。鱼刺卡喉处理不及时、处理不当，均可能威胁生命安全。

➕ 鱼刺卡喉的处理办法

1. 立即停止进食，尽量减少吞咽动作。
2. 弯腰、低头、轻咳，尝试将鱼刺咳出（图 1-8-1）。

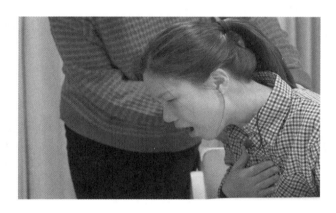

图 1-8-1　弯腰、低头、轻咳

　　3. 检查口咽。若鱼刺未能咳出，有可能卡在口咽部。这时可利用手电筒等照明工具观察口咽部（图 1-8-2），并借助小勺或筷子轻压舌中部，同时让食用者配合发"啊"声以看清口咽部情况。若在口咽部发现卡住的鱼刺，可通过细长的镊子或者筷子将鱼刺取出。

　　4. 诱发呕吐。若上述方法未奏效，还可用手指或筷子刺激舌根部诱发呕吐动作，以帮助排出鱼刺。

　　5. 及时就医。若鱼刺较大或位置较深，考虑探查、拔出困难，特别是伴有颈部、胸部刺痛感明显者，应第一时间去医院耳鼻喉科就诊。

　　6. 安抚情绪。若被鱼刺卡喉的是孩子，家长还需要安抚其情绪，避免孩子哭闹后将鱼刺带入喉咙或食管。

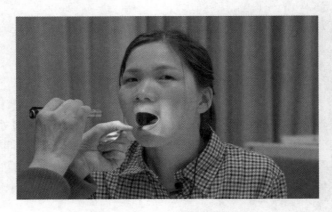

图 1-8-2　检查口咽

7. 特别提醒，以下的"民间"方法不可取：①大口吞咽饭团、馒头等食物。因为在吞咽过程中，随着食管蠕动，食团被向下推进，鱼刺可能被带到更深的地方，损伤邻近大血管，引发严重并发症。②喝醋。因为食用醋内乙酸浓度约 3%，理论上鱼刺被软化需要浸泡在醋中 30 分钟以上，而喝下去的醋与鱼刺接触的时间只有几秒钟，来不及软化。另外，如果大量喝高浓度醋，还可能造成咽喉黏膜损伤，加重出血和水肿。③用手抠鱼刺。用手抠鱼刺可能造成咽部黏膜擦伤或鱼刺移位，增加医生寻找鱼刺的难度。

⊕ 如何预防鱼刺卡喉？

鱼刺卡喉大多发生在进食过程中看电视、聊天等注意力不集中时，因此我们在生活中应养成良好的饮食习惯，进食时尽量少说话。进食不宜过快，应细嚼慢咽，集中精力，以防鱼刺卡喉。

（钟小景　孙　静）

第九节　如何正确处理鼻出血？

鼻出血是生活中最常见的急症之一，其原因包括外伤、炎症、鼻中隔偏曲、鼻腔异物、鼻腔肿瘤、血液病、高血压、服用抗凝药等局部或全身因素。鼻出血时，出血量多少不一，若是鼻涕中带血，轻轻擦拭即可，若擦拭后仍有活动性出血，可按照如下方式处理。

⊕ 鼻出血的处理

1. 头部前倾，防止血液倒流入咽部引起窒息（图 1-9-1）。若是孩子鼻出血，家长还需安抚其情绪，避免因紧张、哭闹加重鼻出血。

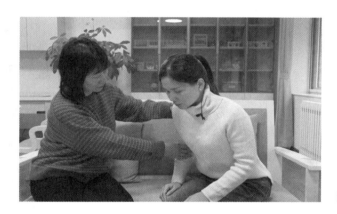

图 1-9-1　头部前倾

2. 按压鼻翼。用拇指按压出血侧鼻翼 5 ～ 10 分钟（图 1-9-2）。若双侧鼻出血，可用拇指和示指捏紧双侧鼻翼（非鼻梁），因为鼻中隔前下方血管丰富，为鼻腔易出血区，捏紧此处可达到压迫止血的目的。压迫时需注意力度，力度以既能压迫到鼻翼又不自觉疼痛为宜。

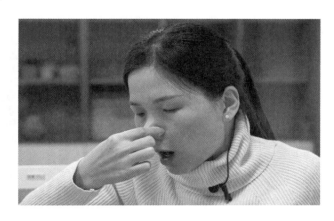

图 1-9-2　按压鼻翼

3. 张口呼吸。压迫止血时张口呼吸。

4. 冰敷。可用冰袋或冷毛巾敷前额和鼻根部。

5. 吐出血液。若有血液流入口腔，轻轻吐出，切勿吞下。

6. 及时就医。若以上方法不能控制出血或有反复出血，应马上到就近的医院耳鼻咽喉科就医，以得到对症治疗。

7. 特别提醒，在处理鼻出血时需避免以下不恰当的"民间"方法：①头过度后仰。因为头后仰时，血液会流入气管，出血量多时会堵塞气道，导致无法呼吸，非常危险。②用纸巾塞鼻。因为纸巾未经过消毒处理，有感染的风险。

⊕ 如何预防鼻出血？

1. 避免鼻腔黏膜干燥，如平时宜多饮水，保持室内适宜湿度。

2. 避免挖鼻、用力擤鼻、揉鼻、把异物塞入鼻腔等不良习惯。

3. 在过敏高发季节或空气污染严重时，注意佩戴口罩，减少户外活动。

4. 积极治疗原发病，例如高血压、血液病等。

（钟小景　孙　静）

第十节　如何紧急处理猫、狗抓伤？

在我国，猫、狗是狂犬病的主要传染源，而狂犬病毒主要通过破损的皮肤或黏膜侵入人体，给人民群众生命健康带来严重威胁。世界卫生组织（WHO）认为，及时、科学和彻底的预防处理能够避免狂犬病的发生。因此，被猫、狗抓伤后，若有皮肤或黏膜破损，即便无出血，也应立即对伤口进行紧急处理。

⊕ 紧急处理办法

1. 冲洗：用肥皂水（或其他弱碱性清洗剂）和一定压力的流动清水交替清洗被抓伤的每处伤口（至少 15 分钟）（图 1-10-1）。如条件允许，建议用狂犬病专业清洗设备和专用清洗剂对伤口内部进行冲洗，再用生理盐水冲净，避免肥皂液或其他清洗剂残留。

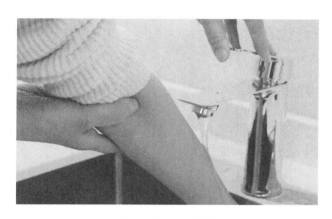

图 1-10-1　冲洗

2. 消毒：用稀聚维酮碘（碘伏）（0.025% ~ 0.05%）、苯扎氯铵（0.005% ~ 0.01%）或其他具有病毒灭活效力的皮肤黏膜消毒剂消毒涂擦或消毒伤口内部（图 1-10-2）。

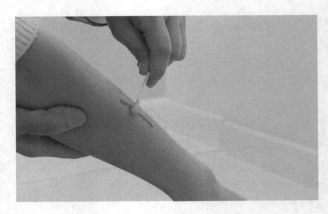

图 1-10-2 消毒

3. 注射疫苗：尽快到疾病预防控制中心或街道社区卫生服务中心注射狂犬病疫苗，注射时间越早越好。首次注射疫苗的最佳时间是被抓伤后的 48 小时内。狂犬病疫苗目前主要有四针法和五针法，具体注射时间会有差别。在注射狂犬病疫苗期间，应忌酒、浓茶及辛辣刺激性食物，避免剧烈运动。在全程接种狂犬病疫苗后 15 天左右可到医院采血检测是否产生抗体，若未产生抗体（检测结果为阴性），还应加强注射，至产生抗体为止。

4. 医院处理：在伤口清洗、消毒，注射狂犬病疫苗后，根据伤口和个人的健康情况进行后续的医院处理。特别提示，若被猫、狗抓伤的伤口深大或出现重度撕裂伤，需立即前往医院进行处理。

⊕ 如何预防猫、狗抓伤？

爱宠人士平时与猫、狗玩耍时要注意安全，定期为爱宠修剪指甲和注射狂犬病疫苗，在外时尽量不要直接接触流浪猫、狗。

（钟小景　孙　静）

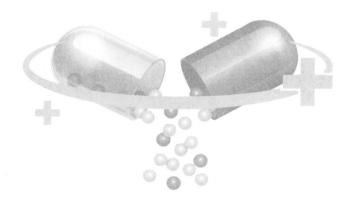

第 二 章

饮食健康

第一节　什么是正常体重?

正常体重是指一个人的体重与身高相匹配，处于正常范围之内。身体质量指数为 $18.5 \sim 23.9\,\mathrm{kg/m^2}$，被认为是维持健康的理想体重范围。

⊕ 什么是身体质量指数?

身体质量指数（body mass index，BMI）是一种衡量人体肥胖程度的指标，它通过一个人的体重和身高来计算。

下面是详细的计算步骤：

1. 准备数据：首先，需要知道一个人的体重（以千克为单位）和身高（以米为单位）。

转换单位：如果身高是以厘米为单位，需要将其转换为米。例如，如果一个人的身高是 170 厘米，那么需要将其转换为 1.7 米。

计算身高的平方：将身高（以米为单位）乘以自身，得到身高的平方。

$$身高^2（m^2）= 身高（m）\times 身高（m）$$

2. 计算 BMI：将体重（以千克为单位）除以身高的平方（以米为单位），得到 BMI 值。

$$BMI = 体重（kg）/ 身高^2（m^2）$$

根据世界卫生组织（WHO）的评估标准，成年人的 BMI 值与体重状况对照如下：

BMI < $18.5\,\mathrm{kg/m^2}$，属于"体重过轻"；

BMI 为 $18.5 \sim 23.9\,\mathrm{kg/m^2}$，属于"正常体重"；

BMI 为 $24.0 \sim 27.9\,\mathrm{kg/m^2}$，属于"超重"；

BMI ≥ $28.0\,\mathrm{kg/m^2}$，属于"肥胖"。

例如，一个人重 75 千克，身高 1.8 米，那么他的 BMI = 75/（1.8×1.8）= $23.1\,\mathrm{kg/m^2}$，这个数值在 $18.5 \sim 23.9\,\mathrm{kg/m^2}$ 之间，属于正常体重。

⊕ 正确测量身高和体重

1. 测量身高：找一面平坦的墙，脚跟靠墙，两脚并拢，两肩及头部尽量贴墙。身体顶点（头顶）和底点（脚底）的连线就是身高。切记要将头、肩膀、臀部、脚后跟保持在同一水平面，保持直立站位。同时，确保平视正前方。测量身高时，可以双人配合，一人将平尺水平放至头部最高点后，用笔等工具沿平尺水平划线，再用卷尺测量墙底到划线的距离，即为身高（图2-1-1）。

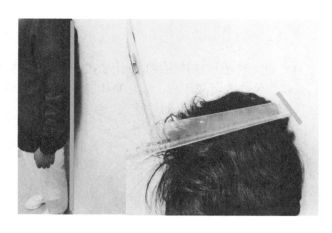

图2-1-1 测量身高

2. 测量体重：选择一台精准的电子秤，体重在一天中稍有波动，所以应每天在同一个时间段进行测量，并尽量选择同一台秤。在早上起床排尿后、空腹、裸体的情况下测量的体重是最精准的。称重时双脚应均匀地站在秤上，身体稳定后再读取体重值。

⊕ 正常体重范围的意义

体重过轻或肥胖（根据BMI数值评估）都会带来一系列的健康问题。体重过轻会引起营养不足、免疫力下降、骨质疏松等问题；肥胖会引发高血压、心脏病、糖尿病等疾病。

正常体重并不意味着每个人都追求一样的体重，而是根据各自的身高，保持在理想的BMI范围内。例如，对于身高1.75米的人来说，理想的体重范围在57～73千克。

BMI并不是评定身体健康状况的唯一指标，它不能分辨肌肉和脂肪的比例，也不能考虑到性别和年龄等因素。所以根据具体情况，还需要结合其他指标（如腰围、体脂率等）来进行评估。

⊕ 正确看待体重

正常体重有利于维护身体健康，保持正常体重需要健康饮食和适量运动的结合，既不能因为追求瘦弱而让身体营养不良，也不能因为暴饮暴食而过于肥胖。要合理用餐，适度运动，才能享受健康的生活。

（王 彭 孙 静）

第二节　什么是轻断食？

轻断食，又被称为间歇性断食，是一种通过在特定的时间段内低热量饮食或不进食、在其余时间内正常饮食的方式，来调整体内的新陈代谢，提升身体健康状况的方法。轻断食强调的不再是"你应该吃什么"，而是"你应该什么时候吃"。

➕ 轻断食方案（图 2-2-1）

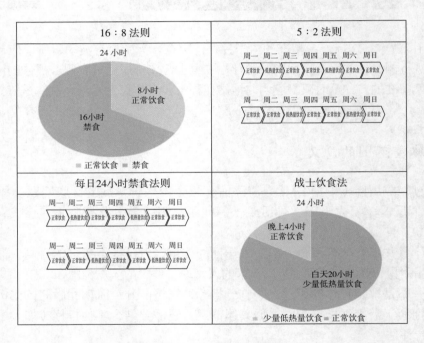

图 2-2-1　饮食方案图例

1.基础版

（1）16∶8 法则：也被称为"8 小时进食窗口法"。在这个方法中，每天有 8 小时的进食时间，剩下的 16 小时为禁食时间。这种方法相对容易实施，因为大部分禁食时间在睡眠期间。可以根据自己的作息时间和饮食习惯来设定 8 小时的进食窗口。例如，如果早上不太饿，可以将进食窗口设定在中午 12 点至晚上 8 点。这样，可以在晚上 8 点之后开始禁食，直到第二天中午 12 点。

（2）5∶2 法则：这种方法要求在一周内有 5 天正常饮食，另外 2 天进行低热量饮食（通常为正常热量摄入的 25%）。这两天的低热量饮食不需要连续进行。例如，可以选择周二和周五进行低热量饮食。在低热量饮食的两天，可以将热量摄入平均分配到三餐，或者选择在早餐和晚餐之间摄入较多热量。在正常饮食的 5 天里，可以按照自己的习惯安排餐次和时间。

2．进阶版

（1）每日 24 小时禁食法则：这个方法是 5∶2 法则的进阶版，在这个方法中，每周 5 天正常饮食，选择 1 ～ 2 天进行全天禁食，即 24 小时不进食。在禁食日之间，可以正常饮食。这种方法对于有较强自制力的人可能更合适。

（2）战士饮食法：这种方法要求在白天进行小规模的低热量饮食，晚上则在一个 4 小时的时间窗口内进行正常饮食。这种方法的核心思想是模仿古代战士的饮食习惯。在白天，可以选择摄入少量低热量、高营养的食物，如水果、蔬菜和坚果。晚上的 4 小时进食窗口可以根据作息时间来设定，例如，可以选择在下午 5 点至晚上 9 点之间进食。

⊕ **轻断食期间的注意事项**

1. 无论选择哪种方法，都需要在断食期间保证充足的摄水，也可以适量喝黑咖啡或茶，不能加糖或奶。另外，复食前可以适当摄入一些轻食（如鸡胸肉、蔬菜沙拉等），避免突然大量进食对胃的影响。

2. 确保饮食健康均衡。在非禁食期内，选择健康饮食，如蔬菜、水果、全麦、瘦肉、脱脂牛奶等。避免过度吃零食、喝含糖饮料、吃加工食品和"空热量"食物，例如甜点、甜饮料等。

3. 轻断食也需要搭配合理的运动，如每天步行、跑步、游泳等，不仅可以消耗多余的热量，还有助于维持良好的健康状态和心情。

4. 开始轻断食之前以及断食期间，都需要注意身体反应。如果感到头晕、恶心、过度疲劳或其他异常症状，可能表示目前的轻断食方案对你而言并不适合。

5. 轻断食并不适合每一个人，比如糖尿病患者、孕妇、哺乳期妇女、青少年以及某些器官功能受损的人。开始轻断食之前，务必咨询医生或营养师是否适合。

（王 彭 孙 静）

第三节　如何控制盐的摄入

　　2022年《中国居民膳食指南》指出每日盐的摄入量为5克。但目前我国居民食盐平均摄入量为10克以上。盐的摄入量包括烹调用盐、调味品和包装食品中所含钠折合成食盐的总量（400毫克钠约等于1克盐）。可以采取以下方法减少盐的摄入。

⊕ 量化用盐

1. 5克盐怎么算?

　　5克盐相当于一个啤酒瓶盖装满铺平的食盐（图2-3-1）。

　　15毫升酱油含钠990毫克（图2-3-2），约含有2.5克盐，5克盐约相当于30毫升酱油。

　　15克豆瓣酱含钠619毫克，约含有1.5克盐，5克盐约相当于50克豆瓣酱。

　　5克鸡精含钠1000毫克，约含有2.5克盐，5克盐约相当于10克鸡精。

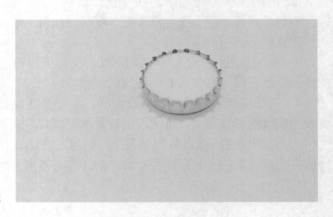

图2-3-1　5克盐

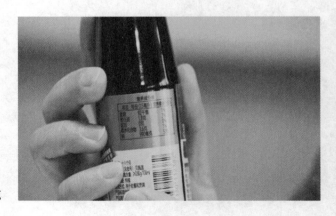

图2-3-2　15毫升酱油含钠990毫克

可以使用限定克数的盐勺和带有毫升刻度的量具，来控制盐的用量。

2．包装食品盐的量化

一根香肠 245 克，每 100 克香肠含钠 878 毫克，这根香肠含钠约 2151 毫克，含有 5.4 克盐。

一个面包 245 克，每 100 克面包含钠 160 毫克，这个面包含钠约 392 毫克，含有 0.98 克盐。

一包薯片 48 克，含钠约 375 毫克，含有 0.93 克盐，5 克盐约相当于 5 包薯片。

一盒饼干 97 克，含钠约 360 毫克，含有 0.9 克盐，5 克盐约相当于 5 盒饼干。

⊕ 控盐妙招

1．替代法： 巧妙搭配酸、辣、甜多种滋味，利用醋、柠檬汁、酸奶、蜂蜜、辣椒、葱、姜、蒜和有香味的蔬菜如香菜来调味儿，可以减少盐和酱油用量。

2．改变烹饪方法： 多采用白灼、清蒸、水煮、凉拌等清淡的烹调方式。做凉拌菜的时候，可以撒上一些芝麻、花生碎等来增加口感，炒菜时等到快出锅时或关火后再加盐，做汤时等汤的温度降低时再放盐，能够在保持同样咸度的情况下，减少食盐用量。海鲜类、海藻类、芹菜、茼蒿、紫菜等本身就含有一定的盐分，在烹饪这些食品时要少放盐，可以采用焯水的方法去掉一些盐分。

3．改变饮食习惯： 尽量减少在外就餐的次数，点菜时主动要求少盐，优选原味蒸煮等低盐菜品，尽量多点蔬菜，少选腌制食品，吃火锅时选择清汤锅底，不吃套餐中的小菜，选择小份食物，饮食不过量。

4．培养清淡口味： 对于平时口味重的人，可以设定减盐的目标，逐步减少食盐量，慢慢培养口味。例如，原来一天的食盐量为 10 克，可以先减到 8 克，坚持一个月，适应了这个口味以后再减到 6 克，最后要逐渐养成每天不超过 5 克盐的饮食习惯。

（邢爱斌　孙　静）

第四节　如何控制油的摄入？

食用油指在制作食品过程中使用的动物或者植物油脂，是人体必需脂肪酸和维生素 E 的重要来源，有助于食物中脂溶性维生素的吸收利用，但要适量摄入。植物油和动物油摄入过多会导致肥胖，增加糖尿病、高血压、血脂异常、动脉粥样硬化和冠心病等慢性病的发病风险。

2022 年《中国居民膳食指南》建议成人每天烹调油摄入量在 25～30 克，建议健康成年人每天烹调油摄入量不超过 25 克。

25 克食用油：食用油的密度大约为 0.92 g/ml，25 g 食用油的体积大约为 27 ml，平均每餐 9 ml。

⊕ 如何控制油的摄入量？

1. 家庭使用带刻度的控油壶，定量用油，总量控制。

按照家庭人口数以及居家就餐的次数，计算一周的用油量

例如：健康成年人的三口之家，每周在家用餐的次数为周一至周五 1 次／人，周六、周日 3 次／人，共计 3×（5+6）=33 次，按照平均每人每顿饭 9 ml 计算，此家庭每周烹调用油量为 33×9 ml=297 ml。建议买 300 ml 的油壶（图 2-4-1），以控制每周烹调用油量。

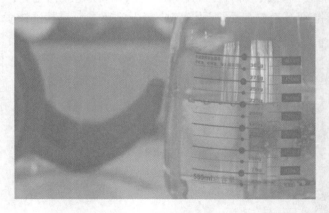

图 2-4-1　300 ml 油

2. 反式脂肪酸的摄入量与心血管疾病、癌症的发生呈正相关。世界卫生组织建议每天来自反式脂肪酸的热量不超过食物总热量的 1%（大致相当于 2 克）。

谨慎食用含氢化植物油的加工食品，例如配料表中有氢化植物油、代可可脂、人造

奶油、起酥油、植物奶油、人造酥油等的食品尽量少吃或者不吃。需要注意的是，根据我国《预包装食品营养标签通则》规定，如果 100 克食品中的反式脂肪酸含量低于 0.3 克就可以标示为 0。因此，配料表在反式脂肪酸中的意义大于食品成分表。

3. 烹饪时多用蒸、煮、炖、焖、凉拌等方式，减少食用油的摄入。

4. 使用不粘锅、烤箱、电饼铛等烹调器，减少食用油的摄入。

5. 少吃油炸食品，例如油条、薯条、炸鸡；少吃香脆和过度加工的零食，例如饼干、薯片等。

6. 购买包装食品时阅读营养成分表，坚持选择脂肪含量少的食品。

7. 坚果类食物基本等同于烹调油，推荐平均每天摄入 10 克左右，例如核桃 2 ~ 3 个，腰果 7 ~ 8 颗，松子 40 粒左右，花生 15 颗左右，开心果 8 ~ 9 粒，剥壳瓜子 10 克（图 2-4-2）。

8. 减少在外就餐频次。

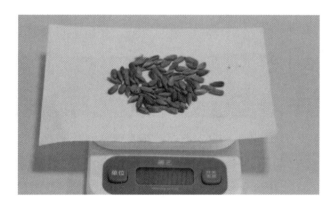

图 2-4-2 10 克剥壳瓜子

（孙　静）

视频讲解

第五节　如何控制糖的摄入？

　　甜食让人感觉愉悦，但吃得过多则易使人发生肥胖和龋齿，引起各种慢性病等。2022年《中国居民膳食指南》指出控制添加糖的摄入量，成年人每天不超过50克，最好控制在25克以下（图2-5-1），不喝或少喝含糖饮料。

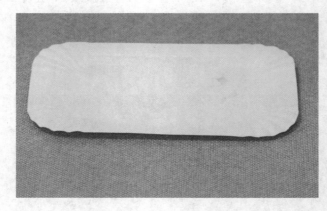

图2-5-1　25克糖

⊕ 什么是添加糖？

　　添加糖指添加到食品和饮料中的单糖和双糖，如白糖、红糖、果葡糖浆等。天然存在于食物中的糖，如谷类、薯类、豆类、水果、牛奶中的糖不属于添加糖。

　　同时注意甜味剂的使用，有些低糖食品使用甜味剂来替代糖分，但这些甜味剂也可能会对健康造成负面影响，例如引起胃肠不适、头痛等，所以要谨慎选择。

⊕ 添加糖含量高的食物有哪些？

1. 糖果类：硬糖、软糖、酥糖、奶糖等。
2. 蜜饯类：葡萄干、芒果干、红枣干、话梅、山楂糕等。
3. 高糖饮料：奶茶、可乐、乳酸饮料等。
4. 糕点甜食：蛋糕、冰激淋等。
5. 膨化食品：薯片、爆米花等。
6. 糊状速食：黑芝麻糊、藕粉等。
7. 果酱、蘸料：番茄酱、沙拉酱等。

⊕ 如何控制添加糖的摄入？

量化用糖：1克糖释放16.7 kJ（约4 kcal）能量，通过能量可以计算出包含葡萄糖的量。例如：

1瓶低糖柠檬茶（250毫升），每100毫升含糖量为5克，此瓶柠檬茶含糖量约为12.5克（图2-5-2）。

1块黑巧克力100克，每100克含糖量为11克，此块巧克力含糖量11克。

1份黄金乳酪蛋糕（100克）含糖量约为60克。

1份番茄酱（15克）含糖量约为2.5克。

1瓶乳酸菌饮品（380毫升）含糖量约为57.7克。

1袋黑芝麻糊（40克）含糖量约为28克。

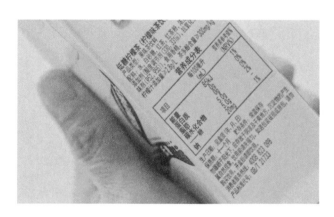

图2-5-2　1瓶柠檬茶含糖12.5克

⊕ 减糖小妙招

1. 学会看营养标签：根据《预包装食品营养标签通则》规定，各种配料应按照加入量的递减顺序排列。也就是配料表中，排列顺序越靠前，含量越高。营养标鉴通则指出，无糖指每100克固体或100毫升液体食物中含糖量必须≤0.5克。低糖指每100克固体或100毫升液体食物中含糖量必须≤5克。在购买食品前仔细阅读食品标签，注意标签中糖分含量和成分表。低糖食品通常会在标签上标明糖分含量低或者无糖。

2. 培养健康的饮食习惯

（1）少吃糕点、蜜饯等高糖食物，选择天然食品，例如新鲜蔬果、坚果、天然食品等，这些食品不含添加糖分，是较为健康的选择。

（2）选择纯牛奶而非调制乳，酸奶可选用无糖酸奶。

（3）吃整个水果，而不是将水果榨汁喝。鲜榨果汁在捣碎和压榨过程中，会破坏水果中某些易氧化的维生素，膳食纤维几乎为零。所以，能够食用新鲜水果的情况下，建议尽量吃整个水果。

（4）少喝含糖饮料，选择白开水、淡茶水或者无糖饮料来代替果汁和糖分高的饮料，减少摄入的糖分。

3. 改善烹饪方式

（1）烹调时减少用糖量，少用拔丝的做法，红烧时少加糖。改用蒸煮、白灼等方式。蒸煮是一种非常健康的烹饪方法，可以保留食物中的营养和味道，同时减少糖分。

（2）选择天然调味料来替代糖分，如肉桂、姜等。

（3）凉拌菜使用醋等调味，减少酱料的使用。

（杨芳荣　孙　静）

第六节　如何计算糖尿病患者的饮食总热量?

科学饮食是糖尿病治疗的基础,良好的饮食控制可帮助养成健康的饮食习惯,保持营养均衡;维持合理体重,维持良好的血糖、血压、血脂指标;延缓糖尿病并发症的发生。如何选择食物?又应该吃多少呢?下面以李女士为例,介绍饮食总热量计算方法。

李女士,女,48岁,从事办公室工作,身高160 cm,体重为57 kg,血糖控制良好,血脂偏高。

✚ 确定每日饮食的总热量

1. 计算标准体重:标准体重(kg)= 身高(cm)−105

身高160 cm,标准体重是:160−105=55 kg

2. 根据身体质量指数(BMI)评估体型:BMI= 体重(kg)÷ 身高^2(m^2)

身高1.6 m,体重57 kg,BMI是:57÷(1.6×1.6)=22.3 kg/m^2

BMI的评价标准:

(1)≤ 18.5 kg/m^2 为体重过低。

(2)18.6 ~ 23.9 kg/m^2 为正常体重。

(3)24.0 ~ 27.9 kg/m^2 为超重。

(4)≥ 28.0 kg/m^2 为肥胖。

李女士的BMI是22.3 kg/m^2,属于正常体型。

3. 根据体型和劳动强度计算出每日所需的总热量(表2-6-1)

每日所需要的总热量 = 标准体重 × 每千克体重需要的热量

表2-6-1　不同体力劳动的热量需求表

劳动强度	举例	kcal/(kg·d)		
		体重过低	正常	超重或肥胖
卧床休息	—	25 ~ 30	20 ~ 25	15 ~ 20
轻体力劳动	办公室职员、教师、售货员、简单家务或与其相当的活动量	35	25 ~ 30	20 ~ 25
中体力劳动	学生、司机、外科医师、体育教师、一般农活或与其相当的活动量	40	30 ~ 35	30
重体力劳动	建筑工、搬运工、冶炼工、重的农活、运动员、舞蹈者或与其相当的活动量	45 ~ 50	40	35

李女士从事办公室工作，从不同体力劳动的热量需求表中查到属于轻体力劳动，正常体型的轻体力劳动者每日每千克体重所需的热量为 25 ~ 30 kcal，每日所需总热量为 55×26=1430 kcal。

⊕ 计算每日所需的食物交换份

1. 什么是食物交换份法？

食物交换份是将食物按照来源、性质分类，同类食物在一定重量内所含的蛋白质、脂肪、碳水化合物和能量相近，不同食物所提供的能量相同，每份食物约定能量为 90 kcal。

2. 根据每日所需总热量计算出一天所需的食物交换份的总份数：1430÷90=15.8 份，取整选择 16 份。

3. 确认三大营养素的分配比例。

（1）碳水化合物 50% ~ 65%；我们选择 60%。

（2）脂肪 20% ~ 30%；我们选择 22%。

（3）蛋白质 15% ~ 20%；我们选择 18%。

李女士每日所需的 16 份按营养素比例分配为：

（1）碳水化合物：16×60%=9.6；取整 10 份。

（2）脂肪：16×22%=3.52；李女士血脂高，选择 3 份。

（3）蛋白质：16×18%=2.88；取整 3 份。

根据年龄、糖尿病分型及血压、血脂、肾功能情况，具体比例请咨询医生。

⊕ 合理分配一日三餐

下一步把每类食物分配到一日三餐中，最常见的分配方案为早餐 1/5、午餐 2/5、晚餐 2/5 或早、午、晚各占 1/3 的热量。以早餐 1/5、午餐 2/5、晚餐 2/5 来制定李女士每日三餐交换份分配方案（表 2-6-2）。

表 2-6-2　三餐交换份分配方案

三餐	三餐比例	碳水化合物份数	脂肪份数	蛋白质份数
早餐	1/5	2	0.6	0.6
午餐	2/5	4	1.2	1.2
晚餐	2/5	4	1.2	1.2
合计	1	10	3	3

（吴　莎）

第七节　糖尿病患者饮食如何交换？

上一节介绍了每日所需的食物交换份，日常是以重量来衡量食物，我们可以通过食物交换份与重量转换表查出每份食物的重量。我们根据李女士体型和劳动强度计算出每日所需的总热量，并制定一日三餐交换份分配方案为早餐1/5、午餐2/5、晚餐2/5，为李女士制定了2份食谱（图2-7-1）。

餐次	食物名称	食材重量
早餐	馒头	馒头 63 g
	煮鸡蛋	煮鸡蛋 36 g
	小菜	菠菜 100 g，油 2.4 g
加餐	苹果（符合吃水果条件）	苹果 100 g
午餐	杂粮馒头	杂粮馒头 105 g
	白灼虾	对虾 80 g
	醋溜白菜	大白菜 250 g，油 6 g
加餐	橙子（符合吃水果条件）	橙子 100 g
晚餐	二米饭	大米 38 g，小米 37 g
	芹菜炒肉丝	芹菜 100 g，瘦猪肉 50 g，炒菜油 3 g
	素焖扁豆	扁豆 75 g，炒菜油 3 g

注：所有重量为去除皮、籽、核等后的净重

餐次	食物名称	食材重量
早餐	牛奶	牛奶 96 g
	咸面包	咸面包 63 g
	西红柿	西红柿 100 g
加餐	葡萄（符合吃水果条件）	葡萄 100 g
午餐	酸汤面	挂面 75 g，香油 1 g
	熟酱牛肉	熟酱牛肉 42 g
	蒜蓉油麦菜	油麦菜 250 g，炒菜油 4 g
加餐	菠萝（符合吃水果条件）	菠萝 100 g
晚餐	杂粮饭	大米 37 g，红薯 195 g
	豆腐干炒芹菜	豆腐干 17 g，芹菜 100 g，炒菜油 2.5 g
	蒜黄炒鸡蛋	蒜黄 50 g，鸡蛋 25 g，炒菜油 2.5 g

注：所有重量为去除皮、籽、核等后的净重

图 2-7-1　食谱

下面以早餐为例介绍食物的交换与选择：

从李女士的三餐交换份分配方案中查到早餐进食碳水化合物 2 份，蛋白质 0.6 份，脂肪 0.6 份，从食物交换份与重量转换表（图 2-7-2）中可以看到 1 份馒头是 35 g，2 份就是 70 g；1 份鸡蛋是 60 g，0.6 份就是 36 g；考虑到只吃馒头、鸡蛋营养单一，可以增加 0.2 份蔬菜，所以将 2 份馒头减少为 1.8 份，进食馒头重量就是 63 g，0.2 份青菜

	食品	重量(g)	食品	重量(g)	备注
谷、薯类食物	大米、小米、糯米、薏米、高粱米、玉米碴、米粉	25	烧饼、烙饼、馒头、咸面包、窝窝头、生面条、米饭	35	注：①每份提供能量 90 kcal，蛋白质 2 g，碳水化合物 20 g，脂肪可忽略不计（制作时添加的油脂需要计算脂肪含量）。②去除皮、籽、核等后的净重
	面粉、玉米粉、混合面、燕麦面、荞麦面、荞麦面、苦荞面、各种挂面、龙须面	25		65	
	苏打饼干	25	湿粉皮、马铃薯、芋头	100	
	绿豆、红豆、芸豆、干豌豆	25	毛豆、鲜豌豆	70	
	干粉条、干莲子	25	鲜玉米（1 中个带棒芯）、	200	
	红薯	130	山药、藕、凉薯	150	
蔬菜类食物	大白菜、圆白菜、菠菜、油菜、芹菜、苤蓝、莴苣笋、油菜苔、韭菜、茴香、茼蒿、鸡毛菜、空心菜	500	西葫芦、西红柿、冬瓜、苦瓜、黄瓜、丝瓜、茭笋、苋菜、芥蓝菜、瓢儿菜	500	①每份提供能量 90 kcal，蛋白质 5 g，碳水化合物 17 g。②去除皮、籽、核等后的净重
	胡萝卜、蒜苗、洋葱	200	白萝卜、青椒、茭白、茄子、冬笋	400	
	鲜豇豆、扁豆、四季豆	250	南瓜、花菜	350	
水果类食物	西瓜	500	苹果、梨、桃、李子、杏、葡萄、橘子、橙子、猕猴桃、菠萝	200	①每份提供能量 378 kJ（90 kcal），蛋白质 1 g，碳水化合物 21 g。②去除皮、籽、核等后的净重
	草莓、杨桃	300	柿、香蕉、鲜荔枝	150	
	柚子、枇杷	225			
豆类食物	豆浆粉、干黄豆	25	北豆腐	100	①每份提供能量 90 kcal，蛋白质 9 g，碳水化合物 4 g，脂肪 4 g
	腐竹	20	南豆腐	150	
	豆腐丝、豆腐干	50	豆浆	400	
奶类食物	全脂奶粉	20	无糖酸奶、淡全脂牛奶	130	每份提供能量 90 kcal，蛋白质 4 g，碳水化合物 4 g，脂肪 4 g
	脱脂奶粉	25	牛奶	160	
肉蛋类食物	带鱼、鲤鱼、甲鱼、大黄鱼、鳝鱼、黑鲢、鲫鱼、对虾、青虾、鲜贝、蛤蜊肉	80	鸭肉、鸡肉、鹅肉、瘦猪、牛、羊肉、排骨	50	①每份提供能量 90 kcal，蛋白质 9 g，脂肪 6 g。②去除皮、籽、核、骨头等后的净重
	肥瘦猪肉、叉烧肉	25	熟火腿、瘦香肠	20	
	熟叉烧肉(无糖)、午餐肉、熟酱牛肉、酱鸭	35	鸡蛋、鸭蛋、松花蛋(1 枚，带壳)、鹌鹑蛋(6 枚，带壳)	60	
油脂类食品	花生油、玉米油、猪油、羊油、牛油、黄油香油、菜籽油、豆油(1 汤匙)	10	核桃仁、花生米、杏仁、芝麻酱、松子仁	15	①每份提供能量 90 kcal，脂肪 10 g。②去除皮、壳等后的净重
	葵花子(带壳)	25	西瓜子(带壳)	40	

图 2-7-2 食品等量交换表

重量是 100 g。

　　每天吃同样的食物营养会不均衡，我们可以进行同类食物的等量交换。从食物交换份与重量转换表中可以查到 1 份烧饼、烙饼、馒头、咸面包、窝窝头都是 35 g，就可以将 63 g 馒头换成 63 g 咸面包。

（吴　莎）

第八节　糖尿病患者饮食交换原则和分类是什么？

　　上一节我们介绍了饮食如何交换，饮食交换是有原则的，不能随意进行食物交换。食物交换的原则是同类食物之间可以交换，不同类食物之间不可以交换。食物主要分为碳水化合物、蛋白质和脂肪三大类，下面介绍食物交换原则。

✚ 碳水化合物类的交换

　　碳水化合物类包括谷物类、蔬菜类和水果类食物（图2-8-1）。

　　1. 谷物类：包括各种谷类和杂豆，是日常膳食中能量的主要来源。谷物类中的食物可以进行交换，选择应多样化，粗细搭配，适量选择全谷类制品，全谷类应占总谷类的一半以上。

　　2. 蔬菜类：是健康饮食的必需品，含多种维生素和矿物质，高膳食纤维，低脂肪且营养丰富。需要注意的是，土豆、南瓜、芋头、红薯、山药等淀粉含量高的蔬菜需要算到谷物类中进行交换；蔬菜与蔬菜之间可以进行交换，蔬菜可以代替部分主食，但是不能完全代替主食。

　　3. 水果类：比较特殊，糖尿病患者吃水果是有条件的，在血糖控制良好的情况下，在两餐之间吃水果，同时要把水果的热量算到每天的总热量中。

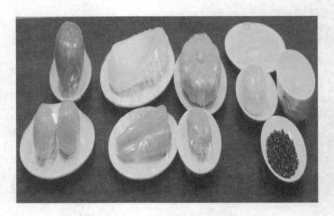

图 2-8-1　碳水化合物类食物

✚ 蛋白质类食物的交换

　　蛋白质类食物包括肉类、蛋类、奶类、豆制品类（图2-8-2），蛋白质类食物之间可以进行交换。肉类是指不带皮、不带骨头的纯瘦肉；豆制品中只有黄豆和黑豆制品是蛋白质类；肉、蛋、奶三类食物中除了含有蛋白质外，还含有脂肪，配餐时需要计算这些食物的脂肪含量。

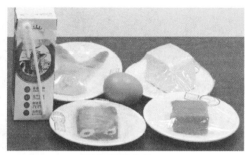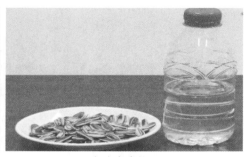

蛋白质类食物　　　　　　　　　　　　　　脂肪类食物

图 2-8-2　蛋白质类食物与脂肪类食物

⊕ 脂肪类食物的交换

脂肪类食物包括各种油和坚果类食物（图 2-8-2），脂肪类食物之间可以进行交换。脂肪类食物在允许范围内尽量选择富含多不饱和脂肪酸和单不饱和脂肪酸的食物，如葵花子油、豆油、玉米油、橄榄油等，应经常更换烹调油的种类；因坚果类食物中含有脂肪，如果吃坚果类食物，则需要减去相应量的油。

（吴　莎）

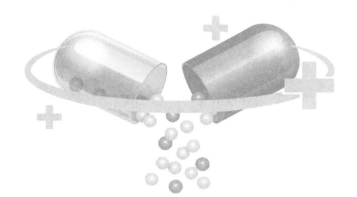

第 三 章

运动与康复训练

第一节 如何紧急处理运动损伤？

体育运动已经逐渐成为我们生活中的一部分，热身不到位和缺少防护等原因均会造成运动损伤。运动损伤的常用处理方法有很多，及时选择正确的紧急处理方法，不仅可以减少二次伤害，还可以促进恢复。

⊕ 表皮擦伤

当运动中出现表皮擦伤，也就是常说的"皮外伤"时，需涂聚维酮碘（碘伏）、乙醇等消毒药水消毒处理。消毒时，以伤口为圆心向外擦拭，已经碰到皮肤的棉签不能再接触伤口，防止造成伤口感染。如果伤口过深，擦伤面积较大、皮肤较脏时，用饮用水或矿泉水快速冲洗伤口，并尽快前往医院进一步消毒处理。

⊕ 损伤不严重的情况

如果运动损伤不严重，如肌肉拉伤或扭伤后疼痛不剧烈、没有快速红肿、能轻微活动，则可以采用"RICE 大米原则"进行处理：

RICE 的第一个字母 R 代表 rest（休息），要求运动员停止受伤部位的运动，避免进一步加重损伤的风险。

RICE 的第二个字母 I 代表 ice（冰敷），受伤后 48 小时内冰敷，跟据疼痛的程度每1 个小时或 1 个半小时用冰袋进行冷敷，痛感缓解、皮肤麻木或者冰敷 15 分钟后拿开冰袋，待皮肤充分回暖后再进行下次冰敷。受伤 48 小时内不能热敷，此时热敷会加重损伤部位红肿和疼痛，48 小时后才可冷、热敷（冷敷与热敷均可，热敷可促进消肿），至损伤恢复。冷敷和热敷时要注意温度的控制，在冰袋或热水袋外包干毛巾，不要直接接触皮肤，造成冻伤和烫伤（图 3-1-1）。

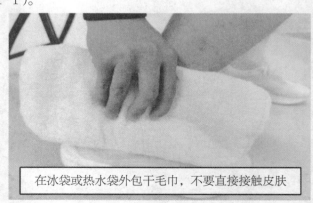

在冰袋或热水袋外包干毛巾，不要直接接触皮肤

图 3-1-1　冷、热敷

RICE 的第三个字母 C 代表 compression（加压包扎），在冰敷的间歇，可以对损伤部位进行加压包扎。加压包扎可使出血及淤血现象减轻，并能促进淤血吸收。白天活动时进行加压包扎，晚上睡觉时把绷带拆去；同时不要包扎得太紧，避免血液循环不畅而导致机体损伤。

RICE 的第四个字母 E 代表 elevation（抬高），休息时，采用在水肿部位下方垫高枕等方式，使损伤部位抬高超过心脏位置，促进水肿吸收（图 3-1-2）。

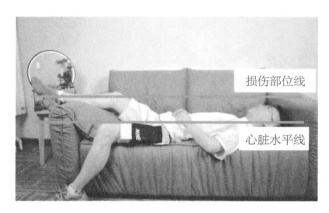

图 3-1-2 下肢抬高

✛ 损伤严重的情况

如果运动损伤严重，如损伤部位出现迅速肿胀、疼痛剧烈，甚至不能活动、肢体畸形等骨折的表现，则需要制动（制动是指有意控制或者应用三角巾、夹板等工具固定损伤部位，使其保持相对静止状态）损伤部位，以减小损伤加重的风险，并尽快到医院进行诊治。需要注意的是，如果出现骨折后骨头暴露在皮肤外的情况，则要尽量保持局部清洁、不被污染，一定不要将其塞回皮肤内。如果是脊柱骨折，非专业人员不能对受伤人员进行随意搬动。

（王 彭 孙 静）

第二节　如何进行有氧运动？

有氧运动是指身体大肌群有节奏的、较长时间的持续运动，也称为耐力运动，可锻炼心肺功能、改善心肺耐力，还可以减脂、控制体重。

❶ 有氧运动时应遵循的原则

1. 频率：是每周执行运动计划的天数，世界卫生组织推荐成年人每周至少150分钟的中等强度有氧运动。分配至 3 ～ 5 天完成。例如每天慢跑30分钟，每周跑5天。

2. 强度：是人的测量或推测的最大心率的百分比，也可以表示为人们在锻炼时主观感觉的难易程度。例如中等强度为达到自己最大心率的60% ～ 70%（最大心率为220-年龄），在运动中可以交谈但不能唱歌的强度。

3. 种类：是有节律的、大肌肉群参与的、较长时间的持续运动。例如快走、慢跑。

4. 时间：是每次运动的时间。例如每次快走或慢跑30分钟。

5. 运动的注意事项

（1）运动可以是每天一次性达到推荐运动量，也可以是每次不少于10分钟的运动时间累积。

（2）可按照自己的体力活动水平或运动习惯选择适合自己的运动类型，并注意根据运动时的血压、心率水平和身体主观疲劳感觉，把握好运动的强度、时间和频率，量力而行，逐步调整运动量。

（3）如果在运动中感到胸痛、呼吸困难、头晕、头痛及其他不适，应终止运动，注意保证运动安全，动则有益，但并不是越多越好，贵在坚持。

❶ 常见的有氧运动

1. 快走：每分钟100 ～ 130步，每次快走30分钟，每周5天。

2. 慢跑：每分钟100 ～ 120米，每次慢跑30分钟，每周5天。

3. 骑行：中青年骑行时的心率保持在105 ～ 125次/分，老年人的心率以在90 ～ 105次/分为宜，每次骑行30 ～ 60分钟，要量力而行，每周3 ～ 5次。

4. 八段锦：每周练习5天，每天1次，每次2遍，30分钟左右。

5. 健骨操

第一节：预备式

调息：吸气，双臂从身体两侧向上，呼气，自然下摆。

第二节：生根发芽

双腿并拢，屈膝下蹲，双臂从身体前侧举过头顶，起身还原。

第三节：培土固根

左脚向前弓步，双臂平举，上身前屈，双手轻触左脚两侧，上身回正，左脚回撤，手臂落回，然后方向相反做右侧。

第四节：沐浴阳光

左腿向左迈一大步，屈双膝，双臂从身体两侧斜向上举起，身体左倾，身体回正，收左脚，落手臂，方向相反做右侧。

第五节：向上生长

左脚向后撤，双臂前平举，双臂上举外展，抬头，胸部打开，手臂回落，收左腿，落手，方向相反做右侧。

第六节：回转壮体

左脚向左前方45°迈步，双臂前平举，髋部不动，上身和手臂向左旋转，上身转回，收腿落手。

第七节：枝繁叶茂

左腿后撤呈弓步，双臂平举，抬左腿，双臂落体侧后，左臂侧平举，右臂前平举，左腿伸直后展，双臂从体前侧上举外展，抬头挺胸，收腿落手臂（图3-2-1，图3-2-2）。

第八节：调息

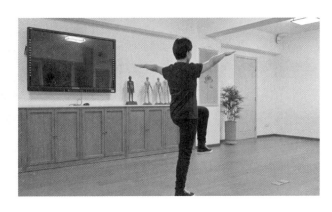

图3-2-1 枝繁叶茂背面

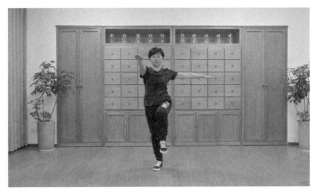

图3-2-2 枝繁叶茂正面

（邢爱斌 孙 静）

第三节　如何进行抗阻运动?

抗阻运动是指利用渐进阻力来增加个人克服或对抗阻力的运动，也称为力量运动。抗阻运动可以塑形，增加肌肉力量和体积。

➕ 抗阻运动时应遵循的原则

1. 定义：是利用渐进阻力来增加个人克服或对抗阻力的活动，是肌肉力量和耐力运动。例如举哑铃、俯卧撑。

2. 强度：是一次能够举起多大的重量。建议应从小的重量开始，逐渐进阶。例如举哑铃从 3 千克到 4 千克再到 5 千克。

3. 频率：是进行肌肉强化活动的重复次数、组数和频次。例如哑铃运动，10 ～ 15 个 / 组，2 ～ 3 组 / 次，2 ～ 3 次 / 周（隔天或隔 2 天完成一次）。

4. 时间：是每次做运动的时间。例如哑铃运动，选择锻炼上下肢的几组动作，分组锻炼，总运动时间为 20 ～ 30 分钟。

5. 运动的注意事项

（1）做每个动作时要缓慢，避免过度用力。

（2）从少次数、低强度开始逐渐增加。

（3）左右两侧做相同的数量。

（4）自然呼吸，不要屏气。

（5）同一部位肌肉练习要间隔 48 小时以上，让肌肉和关节慢慢适应和增强。

（6）所有项目都可因个人的实际情况和需要调整，量力而行。

➕ 常见的抗阻运动

1. 哑铃运动

（1）站立，双脚稍微分开，双手持哑铃，双臂下垂。然后双手交替持哑铃，做屈伸动作，一上一下（图 3-3-1）。每组做 10 ～ 20 个，做 2 ～ 3 组。

（2）站立，手持哑铃，拳眼朝前，做提踵运动 - 脚后跟抬起、放下动作。练习时动作应舒展，动作节奏平稳，以中速进行为宜。重复提踵 25 ～ 75 次。

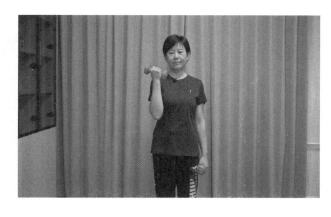

图 3-3-1 手臂哑铃运动

2. 俯卧撑

（1）墙壁俯卧撑：面向墙站立，双脚并拢，双臂伸直，双手与肩同宽，平放在墙上，身体略微前倾，这是起始动作。弯曲肘部，吸气前倾，直到前额轻触墙面。停顿，呼气将身体推回起始位置。整个过程尽量平缓，按动作要领完成。每组做 10 ~ 15 个，做 2 ~ 3 组。

（2）桌椅俯卧撑：找一个大概与髋部等高的物体（如桌子、窗台等），面对物体站立，大约与物体一步远距离，双脚并拢，上身前倾，双臂伸直，双手撑住物体，与肩同宽，此时躯干挺直呈直线，身体与地面夹角大概呈 60°，此为起始动作。弯曲肘部，吸气放低身体，直到胸部轻触物体，此时身体大概与地面呈 45°。停顿，呼气推回起始位置。每组做 10 ~ 15 个，做 2 ~ 3 组。

（3）俯卧撑：俯卧在平整的地板上，以手和脚趾支撑身体，双臂伸直支撑于肩部正下方，身体保持平直，几乎与地面平行，重复做屈肘撑起动作，屈肘应达到 90°，胸部贴近地面，保持背部及臀部伸直，撑起后回到起始动作。女性可采用跪姿俯卧撑，双腿交叉，膝关节着地在身后做支撑点，双手间距比肩稍宽微外八，肘关节位置低于肩膀，躯干自然伸直，下颌微收，吸气慢慢放下，呼气起身（图 3-3-2）。每组做 10 ~ 15 个，做 2 ~ 3 组。

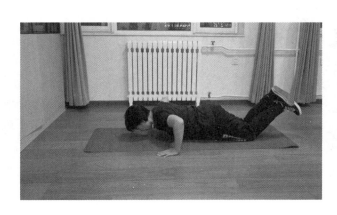

图 3-3-2 跪姿俯卧撑

（邢爱斌　孙　静）

第四节　高血压患者运动时需要注意什么?

　　缺少体力活动是高血压的致病危险因素，而对于已患有高血压的人而言，坚持进行适量的规律运动可有效降低血压。

➕ 运动前评估

　　为了安全起见，在准备运动计划前进行医学检查。了解自己的心血管和运动器官的功能水平，掌握好适应证和禁忌证，以防因为运动项目选择不当或运动过量而损害健康或加重疾病。

　　1. 适应证：病情控制稳定。

　　2. 禁忌证：急性感染、严重的肾病、视网膜病变、严重的心脑血管疾病（新发血栓、有心功能不全或心律失常活动后加重、频发的脑供血不足等）。

➕ 运动的三个阶段

　　1. 运动前：检测血压，高于 180/110 mmHg 不要运动（图 3-4-1）。在开始中等强度的运动前，先做热身活动，最少 5 分钟的低强度活动，使心、肺功能逐渐增强，降低受伤、疼痛和出现心律失常的危险。

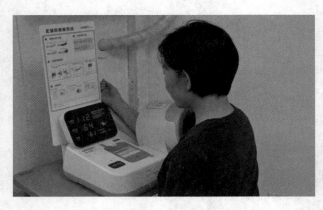

图 3-4-1　运动前测量血压

　　2. 运动时：避免高强度、剧烈运动，以及急停急起、弯腰低头（头的位置不要低于心脏水平）等动作。如果出现胸闷、胸痛、气短、头晕、头痛等不适，要立即停止运动，及时就医。

　　3. 运动后：逐渐减少用力、放慢速度，做 10 分钟左右的整理运动，可以重复做热身活动，或缓慢行走，有助于肌肉逐渐放松、心搏和呼吸逐渐恢复正常。

⊕ 高血压患者不宜做的运动

1. 引体向上、平卧举、举重、拔河等力量型运动、这些运动需要屏气、收缩腹肌及头颈部肌肉，可引起血压上升。

2. 冬泳：由于强冷刺激，体表血管可发生急剧收缩，强迫表皮血管中血液回流到内脏及深部组织，引起血压上升。

3. 扭秧歌：有锣鼓助兴且鼓点节奏快而有力，容易使人的交感神经兴奋，心搏增快，造成血压上升。

⊕ 不适合做运动的时间

早上是一天之中血压最高的时候，而且冬季早上天气较凉，血管容易受到寒冷刺激而收缩，发生心脑血管意外的风险比较大。所以锻炼时间定在9：00—10：00 或 16：00 左右比较好。不宜空腹运动，否则易出现低血糖。不宜饱腹运动，否则影响食物消化与吸收，导致胃病，应在饭后 1 ~ 2 小时再开始运动。

⊕ 服用降压药运动时的注意事项

1. 氢氯噻嗪、吲达帕胺：具有排水利尿作用，增加在运动过程中脱水、低钾的风险。可在医生指导下调整服药时间、药量，并注意补水，可准备运动饮料或香蕉以补钾。

2. 美托洛尔（倍他乐克）：具有降低心率作用，影响运动时的心率反应，应根据运动中的感觉等指标来综合判断目标心率及运动强度。

3. 卡托普利、氯沙坦、氨氯地平（图 3-4-2）：具有扩张血管作用，易引起运动后低血压或直立性低血压，需延长运动后的放松时间，并逐渐降低运动强度。

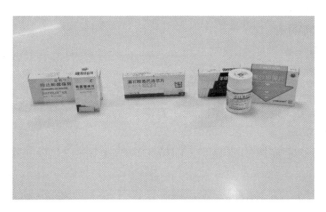

图 3-4-2　运动中需要注意的高血压药物

（邢爱斌　孙　静）

第五节　老年人如何进行平衡能力训练？

　　老年人跌倒的发生是多种因素相互作用的结果，其中，平衡能力不足是主要危险因素。平衡能力训练是基于社区或家庭锻炼为主的一项低成本的跌倒干预措施，通过训练提高平衡能力，从而降低跌倒风险。奥塔戈运动锻炼项目（Otago exercise programme，OEP）是居家进行的个体化、循序渐进的肌力和平衡力锻炼的运动项目。其中，针对平衡能力训练的项目依次为屈膝静止站立、倒退行走、"8"字走、侧向训练、脚尖－脚跟静止站立、脚尖－脚跟向前走、脚尖－脚跟倒着走、单腿静止站立、脚跟走、脚尖走、坐到站、爬楼梯（图3-5-1）。各项平衡能力训练建议每日练习3组，但需根据老年人的不同身体状况量力实施。

　　1. 屈膝静止站立

　　动作要点：老年人站立，平视前方，两脚分开与肩同宽，手扶支撑物，屈膝半蹲直到感觉脚跟要抬起时站直，重复5～10次。

　　2. 倒退行走

　　动作要点：保持站立，手扶支撑物，向后走5～10步，再回到原地，重复该训练。

　　3. "8"字走

　　动作要点：在地面上画一个"8"字，请老年人按照数字"8"的轨迹行走，保持脚步平稳，在走路时保持头部和眼睛向前看，重复5～10次。

　　4. 侧向训练

　　动作要点：老年人站立，双手置于腰部，向左侧走5～10步，再向右侧走5～10步，重复5～10次。

　　5. 脚尖－脚跟静止站立

　　动作要点：老年人站于桌子一侧，手扶桌子作支撑，平视前方，将一只脚放在另一只脚正前方，两脚形成一条直线，保持10秒。

　　6. 脚尖－脚跟向前走

　　动作要点：在脚尖、脚跟串联站立的基础上，将后侧的脚放在正前方，保持10秒。接着可用此姿势练习来回行走5～10步。

　　7. 脚尖－脚跟倒着走

　　动作要点：方法同脚尖－脚跟向前走，方向相反。

　　8. 单腿静止站立

　　动作要点：在有稳定支撑的情况下，保持单脚站立5～10秒，换脚再做。

　　9. 脚跟走

　　动作要点：保持站立位，抬起脚尖，用脚跟走5～10步，重复进行。

　　10. 脚尖走

　　动作要点：保持站立位，抬起脚跟，用脚尖走5～10步，重复进行。

11．坐到站

动作要点：坐在高度适中的椅子上，脚尖位于膝关节后方，双手扶住扶手，起立、坐下，重复5～10次。

12．爬楼梯

动作要点：紧握扶手作为支撑，上下楼梯10～20级。

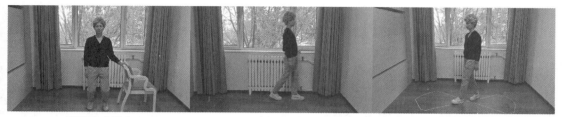

屈膝静止站立	倒退行走	"8"字形行走

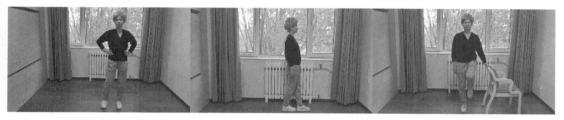

侧向训练	脚尖-脚跟站立+行走	单腿静止站立

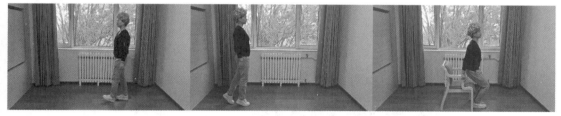

脚跟走	脚尖走	坐到站

图3-5-1　平衡能力训练

（韩凤萍）

视频讲解

　　对于脑卒中患者来说，进行床与轮椅之间的转移动作训练，一方面可以提高患者的生活自理能力，扩大患者生活活动范围，减轻患者家属看护的负担；另一方面可以训练患者早期躯干运动控制及瘫痪侧下肢负重能力。因此，帮助患者及家属掌握床与轮椅之间的转移动作至关重要。

⊕ 辅助下床与轮椅之间的转移

　　1. 从床转移至轮椅时，轮椅从患者健侧靠近患者，将轮椅摆放至与床呈 45°，刹闸。抬起轮椅两脚踏板。

　　2. 患者健侧足在后，患侧足在前。在辅助者引导下躯干前倾，重心向前。

　　3. 辅助者用膝盖顶住患侧膝盖（图 3-6-1），扶住患者腰部，令患者用健侧手扶轮椅扶手，从床边站起。

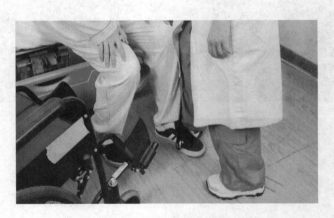

图 3-6-1　辅助者用膝盖顶住患侧膝盖

　　4. 以健侧和辅助者双足为支点，辅助者帮助患者旋转身体，缓慢坐下（图 3-6-2）。固定好约束带，放下脚踏板，将双足摆放在脚踏板上。嘱患者躯干尽量向后靠椅背，健侧手可扶稳轮椅扶手。

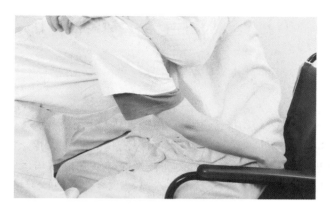

图 3-6-2　辅助者帮助患者坐下

5. 从轮椅转移至床上时，以患者健侧肢体靠近床，轮椅与床呈 45°，刹闸。以同样的辅助方法帮助患者从轮椅转移至床上。随患者的熟练及运动功能的提高，辅助者可适时降低辅助的力量、减少辅助部位，至患者可以独立完成下床与轮椅之间的转移。

⊕ 独自床与轮椅之间的转移

1. 从轮椅转移至床上时，将轮椅斜向 45°，以患者健侧靠近床，刹闸。抬起轮椅两脚踏板。

2. 患者健手支撑轮椅扶手站起，再用健侧手扶床。

3. 一边转身一边坐在床上。

4. 返回至轮椅上时，将轮椅斜向 45°，从患者健侧靠近床，刹闸。以相反动作返回轮椅。

在患者能够很好地进行从健侧完成床与轮椅之间的转移时，可以鼓励患者逐步减少健侧手的辅助及健侧下肢的支撑力量，逐步将身体重心移向患侧下肢，使患侧下肢也参与其中。特别注意，在训练过程中，保护患者的安全。

（李湘淼）

视频讲解

第七节　脑卒中患者如何进行关节活动?

　　脑卒中患者由于肢体运动功能受限制，在短期内就可能引起关节挛缩及变形。早期对身体各关节实施被动或辅助主动关节活动，可以防止因活动功能受限引起的关节活动受限、肌纤维弹性降低等，有利于患者受损侧身体及肢体认知能力与运动能力的提高，为功能恢复打下良好的基础。

✚ 关节活动方法

　　1. 肩关节屈曲被动活动：患者仰卧位，辅助者一手握住患者肘关节上方，另一只手握住腕关节处，把上肢从身体前方高举过头。

　　2. 肩关节外展被动活动：辅助者一手握住患者肘关节上方，另一只手握住腕关节处，把上肢从身体侧方高举过头。当上肢移动到外展90°时，将上肢旋转至掌心朝上再继续移动，直至接近患者同侧耳部。

　　3. 肩关节内外旋被动活动：患者肩关节外展90°、肘关节屈曲，辅助者一手固定肘关节，另一只手握住患者腕关节，以肘关节为轴，将上肢向内（图3-7-1）、向外方向旋转（图3-7-2）。

　　4. 肘关节被动活动：患者上肢呈外展位，辅助者一手固定肘关节，另一手握住腕关节做肘关节的屈伸动作。

　　5. 前臂和腕关节被动活动：患者肘关节处于屈曲位，辅助者一手握住腕关节上方进行固定，另一手抓握手指，做前臂旋前旋后的动作。辅助者一手握住腕关节的上方，另一手握住腕关节的下方，做腕关节的屈曲伸展动作。

　　6. 髋关节屈曲被动活动：辅助者一手托住小腿，另一只手扶住足部，双手将大腿向上弯曲，使大腿前部尽量接近患者腹部。

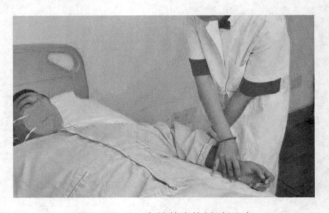

图3-7-1　肩关节内旋被动活动

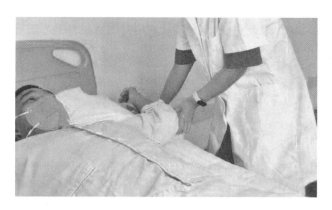

图 3-7-2　肩关节外旋被动活动

7．躯干被动活动：瘫痪侧下肢膝关节屈曲，辅助者一手固定患者一侧肩关节，另一手放在瘫痪侧骨盆或大腿处，使肩和骨盆向相反的方向旋转并停留数秒。

8．髋关节外展被动活动：辅助者一手放于膝关节下方，另一手握住踝关节上方，将下肢向外侧方移动。

9．踝关节背屈被动活动：辅助者一手固定踝关节上方，另一手握住的足后跟，前臂贴住患者脚掌及外侧，用力向上方拉动。

10．髋关节伸展被动活动：辅助者帮助患者屈曲瘫痪侧的下肢，健侧手握住瘫痪侧手，帮助翻身至侧卧位，辅助者一手固定骨盆处，另一手握住踝关节上方，用力向后方拉，被动伸展髋部。

⊕ 关节活动的注意事项

1．每日进行 1～2 次，每次针对一个关节进行活动，每个动作完成 10～20 次。动作轻柔缓慢。

2．在活动中，不应引起不适或疼痛加剧，用语言提示患者增加对肢体运动的认识。

3．对于暂时不能活动的关节，应避免过度牵拉。

4．随患者功能的恢复及提高，应当逐渐减少活动中的辅助，让患者用健侧肢体带动患侧肢体或主动完成上述关节活动。

（李湘淼）

第八节　脑卒中患者如何进行坐起及坐位平衡训练？

⊕ 脑卒中患者早期坐起训练

　　高龄或损伤较重的脑卒中患者因长期卧床，可导致在坐、站位时容易出现直立性低血压，因此，早期应使用背部支撑协助患者维持体位。其训练方法为第一天坐起30°，上、下午各5分钟。第二天起每隔两天坐起角度增加10°，时间增加5分钟。在坐起过程中注意观察患者表情及身体状况，避免危险发生。

　　当患者生命体征稳定，并在90°坐位下无脸色苍白、眩晕主诉、黑矇、意识丧失、血压下降、心悸、耳鸣、恶心或四肢活动不灵活等症状时，可依据患者的运动能力残存状况，开展被动、辅助主动、主动的坐起动作训练。

　　1．辅助坐起动作训练

　　（1）患者的健侧脚插到患侧腿下，将患侧手放到辅助者肩上，辅助者扶住患者的双肩。

　　（2）辅助者扶起患侧肩，同时患者用健侧肘撑起上身。

　　（3）患者将双下肢放到床下，伸展肘关节。

　　（4）坐起，并保持坐位。

　　2．主动坐起动作训练

　　（1）患者健侧手握住患侧上肢。双腿交叉，用健侧下肢将患侧下肢放至床边，同时颈部前屈，身体转向健侧（图3-8-1）。

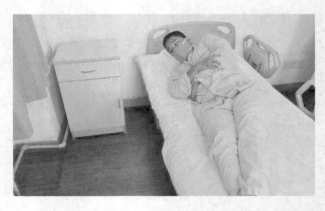

图3-8-1　健侧手握住患侧上肢，双腿交叉，转向健侧

　　（2）双腿放至床下，健侧手松开患侧上肢。

　　（3）健侧肘于体侧撑起身体，抬头（图3-8-2）。

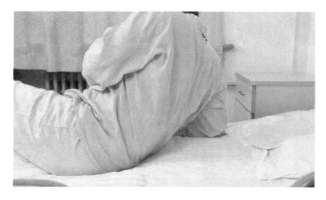

图 3-8-2　健侧肘于体侧撑起身体

（4）肘伸直坐起，至床边坐位。

⊕ 脑卒中患者坐位平衡能力训练

脑卒中患者早期坐起后，若背后无支撑或其他辅助，部分患者可能出现不能保持躯干直立而向后倒，因此辅助者在患者坐起中需要注意保证患者的安全。同时需要辅助患者进行坐姿和平衡功能的训练。

1. 坐姿训练

患者双足平放于地面上，足尖向前，两脚分开与肩同宽。髋、膝、踝关节均保持90°，挺胸抬头，重量均匀放于两侧臀部。开始时患者手扶床栏杆并由辅助者手扶患者肩膀处给予辅助。随患者能力的改善逐渐过渡到患者独立扶床栏杆、独立扶床垫，至患者双手放于大腿上可保持端坐位。

2. 坐位平衡训练

（1）患者取坐位，双手抱于胸前，辅助者协助患者调整头及躯干至中间位。辅助者分别向前、后、左、右四个方向推患者躯干，令其保持或恢复躯干的直立位。根据患者情况选择推力的大小。

（2）患者取坐位，双手抱于胸前。转身从一侧向后看，回到中立位，再从另一侧转身向后看。

（3）患者取坐位，伸手接触前、左、右、上、下等各方向的物体，尽量屈髋，不要过度屈曲躯干。每做一次需要回到中立位，再进行下一个动作。

（4）患者取坐位，向侧下方和后下方触碰、拿取物品。

（李湘淼）

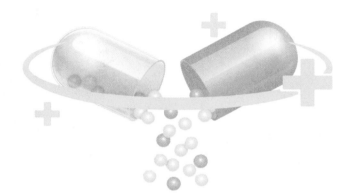

第 四 章

口腔健康

第一节　哪种刷牙方法更有效？

　　刷牙的目的是使用牙刷去除牙面和牙间隙的细菌、软垢与食物残渣，减少口腔细菌和其他有害物质，防止牙石的形成。但是，如果刷牙方法不当，不但达不到有效清洁牙齿的目的，反而会引起各种不良后果。不适当的刷牙方法会引起软组织损伤，常见的是牙龈萎缩；引起牙体硬组织的损伤，多为牙齿的磨损及牙齿颈部形成沟槽，并由此引起牙颈部敏感。这里介绍两种主要的刷牙方法。

⊕ 刷牙方法

1. 水平震颤拂刷法（也称"改良 Bass 刷牙法"）

　　使用水平颤动拂刷法刷牙，既可以有效清洁牙面，也不会对牙齿和牙龈造成损伤。适用于成年人和青少年。具体方法为：

　　（1）刷牙齿外侧面和内侧面时，刷毛朝牙根方向，将刷毛放置于牙齿与牙龈交界处，与牙面呈 45°（图 4-1-1），轻微加压，让刷毛进入牙与牙龈之间的沟缝内。

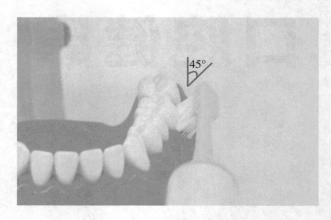

图 4-1-1　刷毛与牙面呈 45°

　　（2）从后牙外侧开始刷牙，以 2～3 颗牙为一组，用短距离水平颤动的动作在同一部位颤动 5～10 下后，将牙刷向牙冠方向转动，拂刷牙面，即刷上牙向下转，刷下牙向上转。刷完第一个部位后，将牙刷移动到下一组 2～3 颗牙的位置，注意与前一部位有重叠区域，继续刷下一部位，按一定的顺序刷完牙齿的外侧面和内侧面。

　　（3）刷前牙内侧时可大张口，刷上前牙内侧面时，将刷毛竖起向下刷；刷下前牙内侧时，将刷毛竖起向上刷。

（4）刷咬合面时，刷毛指向咬合面，稍用力轻微加压拉锯式短距离来回刷。

（5）刷最后一颗牙的远中面（牙冠离中线较远的邻面，称为远中面）时，大张口，牙刷由内侧面，到远中，再到外侧面（图4-1-2）。

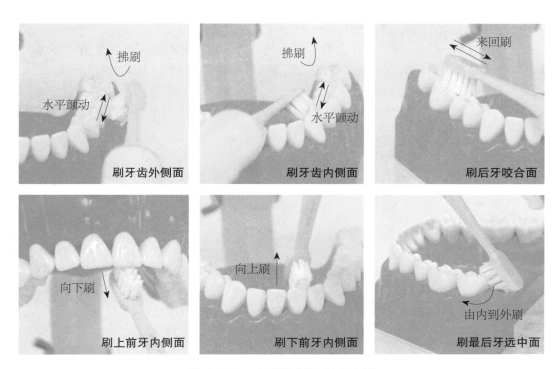

图4-1-2　水平颤动拂刷法示意图

2．圆弧刷牙法

圆弧刷牙法适用于年幼儿童，具体方法为：

（1）刷后牙外侧面时，牙齿咬在一起，牙刷放在后牙的外面，然后画圈，刷毛从上牙牙龈拖拉至下牙牙龈。

（2）刷到前牙的时候，下前牙微微前伸，伸至上下前牙相对，然后牙刷在牙面上继续连续地圆圈。

（3）刷后牙内侧面时，刷毛朝向牙面，来来回回反复刷，幅度1～2 mm。

（4）刷到前牙内侧面时，将牙刷竖起，上牙向下刷，下牙向上刷，慢慢短距离移动，从一侧到另一侧。

（5）刷牙齿咀嚼面时，将刷毛放在牙面上，前后来来回回刷。

⊕ 刷牙的注意事项

1. 刷牙按一定的顺序，做到面面俱到，不要遗漏。

2. 建议每天至少用含氟牙膏早晚刷牙 2 次，每次刷牙至少 2 分钟。

3. 难刷的部位要多花些时间，如上、下颌最后一颗牙的远中面，邻近无牙区的牙面，上、下牙齿的内侧面，排列不齐的牙，异位萌出的牙等。

4. 选择合适的牙刷，搭配使用牙线或牙间隙刷清洁。

5. 由于 6 岁以下儿童不具备自我口腔保健能力，需要家长每天给儿童清洁牙齿。如果幼儿自己刷牙，家长需要在幼儿刷完后查遗补漏，再彻底清洁 1 次。

（周俊红）

第二节　如何正确使用牙线？

　　牙线是清洁牙齿的一种辅助工具，能够有效清除相邻两牙牙面上的牙菌斑和食物残渣。与牙线相比，牙刷的刷毛难以完全伸入牙缝，不能彻底清洁相邻两牙的牙面。牙签的尖端比较粗，同样不能完全伸入牙缝，清洁效果也不理想。因此，每天刷牙的同时，需要同时使用牙线或牙缝刷等工具，有效地清除牙齿邻面的牙菌斑。牙线可分为滚轴式牙线和牙线棒（图 4-2-1）。

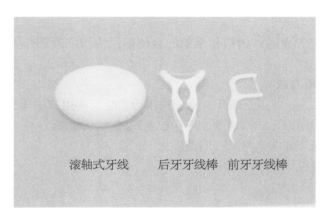

图 4-2-1　滚轴式牙线和牙线棒

✚ 牙线的使用方法

1. 滚轴式牙线的使用方法

（1）取一段牙线，大约前臂长度（长约 40 cm）。

（2）将牙线缠绕在双手中指第一关节上，留出长约 10 cm 的距离，或将牙线两端打结系上。

（3）用双手拇指和示指绷紧控制一段长 1 ~ 2 cm 的牙线。

（4）将这一段牙线前后拉锯式放入牙间隙，到达牙龈最底位置，不要加压刺激牙龈，然后将牙线呈 "C" 型包绕一侧牙面，上下反复提拉刮除牙菌斑，每个牙面重复 3 ~ 5 次，再呈反 "C" 型包绕另一侧牙面（图 4-2-2），上下反复提拉刮除牙菌斑；拉锯式取出牙线，放入相邻的牙间隙中，重复上述动作继续清洁。

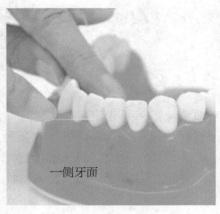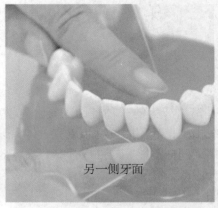

一侧牙面　　　　　　　　　　另一侧牙面

图 4-2-2　牙线呈"C"型包绕牙面

（5）清洁上颌牙邻面时，拇指和示指配合使用；清洁下颌牙邻面时，两手示指配合使用。

2．牙线棒的使用方法

牙线棒分为两种，一种用于前牙，另一种用于后牙，使用方法同牙线一样。

（1）用示指和拇指持牙线棒柄端，前后拉锯式放入牙间隙。

（2）先清除一侧牙邻面，再反方向清除另一侧牙邻面。

（3）拉锯式慢慢拉出。

⊕ 使用牙线的注意事项

1. 每个相邻牙面都要清洁到，不要遗漏。
2. 每颗牙清洁后要清除牙线带出的牙菌斑和食物残渣，或更换一段新的牙线。
3. 每清洁一个区域后，漱口并漱净被刮下的菌斑。
4. 每天至少使用一次牙线。

（周俊红　董晓婕）

第三节　如何正确使用牙间隙刷？

　　牙间隙刷又称为牙缝刷，是一根可弯曲的金属丝，上面布满柔软的刷毛，状似小型试管刷，为单束毛刷，有多种大小不同的形态和型号。正常情况下，牙齿紧密排列，使用牙线清洁牙齿邻面即可，当出现较大的牙缝时，就需要用牙间隙刷清除牙缝里嵌塞的食物和邻面的牙菌斑。还有些常规刷牙和牙线都无法清洁的部位，如矫正器、固定修复体、种植牙、牙周夹板、缺隙保持器、牙齿邻面凹陷处、暴露的根分叉，用牙间隙刷清洁效果更佳。

⊕ 牙间隙刷的使用方法

　　1. 根据牙缝大小选择合适的牙间隙刷，牙间隙刷以恰好能够通过牙缝，并稍有摩擦感为宜。

　　2. 清洁上前牙时，刷头水平微微向下进入牙缝，注意只插入有刷毛部分，前后拉锯式移动牙间隙刷，每个间隙刷 3 ~ 4 次即可。

　　3. 清洁下前牙时，刷头水平微微向上进入牙缝（图 4-3-1），拉锯式前后移动牙间隙刷 3 ~ 4 次，清洁邻面。

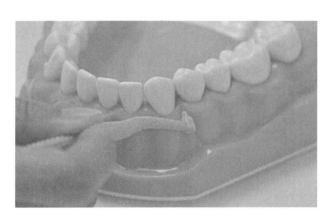

图 4-3-1　牙间隙刷从颊侧进入牙缝

　　4. 清洁后牙时半张口，用手推开口角和脸颊，便于刷头从颊侧进入牙缝，清洁上后牙时，刷头微微向下插入牙缝，清洁下后牙时，刷头微微向上插入牙缝，沿着牙齿侧面的弧线，左右拉锯式移动 3 ~ 4 次。

　　5. 对于牙缝较大时，从外侧进入牙缝清洁后，可以再从内侧进入牙缝清洁（图 4-3-2）。

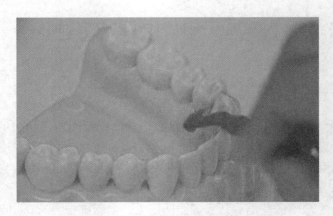

图 4-3-2　牙间隙刷从舌侧进入牙缝

⊕ **牙间隙刷使用的注意事项**

1. 如果牙龈没有明显的萎缩，插入牙间隙刷有困难时，不应勉强进入，以免损伤牙龈。

2. 一个人口腔中牙缝的大小不同，要使用不同大小的牙间隙刷。

3. 使用牙间隙刷时，不用使用牙膏。

4. 使用牙间隙刷后，清水冲洗刷头后置于通风干燥处。

5. 刷毛出现分叉、松弛或金属丝弯曲较大时，应尽早更换。

6. 每天至少使用一次牙间隙刷。

（周俊红　叶　青）

第四节　如何选择牙刷?

　　牙刷是保持口腔清洁的重要工具,主要包括手动牙刷和电动牙刷;根据不同年龄的人群,儿童和成人使用的牙刷大小不同;根据牙周组织的健康状况不同,牙刷刷毛软、硬程度要有一定的区别。

◉ 牙刷的分类(图4-4-1)

　　1. 手动牙刷: 根据刷头形状和刷毛排列的不同,牙刷又分为通用型牙刷和特异型牙刷。

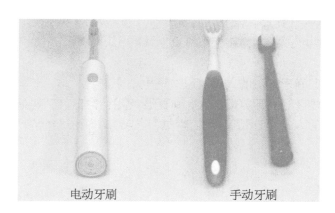

电动牙刷　　　　手动牙刷

图4-4-1　牙刷的类型

　　(1)通用型牙刷:以直柄为宜,刷毛软硬适度,排列平齐,毛束排列一般为10～12束长、3～4束宽,各束之间有一定的间距。

　　(2)特异型牙刷:是为了适应口腔的特殊情况和特殊目的而设计的,比如为正畸戴固定矫正器人群而设计的"U"型牙刷、"V"型牙刷、牙缝刷等(图4-4-2)。

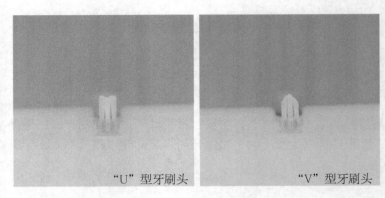

"U"型牙刷头　　　　　　　　　　　"V"型牙刷头

图4-4-2　特异型牙刷

2．电动牙刷：对于手动牙刷无法达到理想刷牙效果的人，可适当选择电动牙刷以提高刷牙效率。电动牙刷也一样要掌握正确的刷牙方法，才能达到口腔清洁效果。

➕ 牙刷的选择方法

1. 刷头小，以便在口腔内转动自如，特别是口腔后部。
2. 刷毛硬度为中度或软毛，刷毛末端磨圆。
3. 刷柄易把握。
4. 不能正确掌握刷牙方法的人，可以选择电动牙刷。
5. 对于不能养成良好刷牙习惯的人，可配合使用计时器、菌斑显色剂等工具。
6. 对于舌苔多的人，可选带有舌苔清洁器的牙刷，能帮助清除舌苔，可减轻和预防口臭。

➕ 牙刷的保存方法

1. 刷牙后，用清水多次冲洗牙刷，将刷毛上的水分甩干，刷头向上置于通风处充分干燥。
2. 牙刷应每人一把，以防交叉感染。
3. 尼龙牙刷不可浸泡在沸水中，更不能用煮沸法消毒。
4. 刷毛卷曲应及时更换，一般每3个月更换一次。

（周俊红　姜　楠）

第五节　如何选择牙膏？

牙膏是辅助刷牙的一种制剂，它的成分主要包括摩擦剂、洁净剂、润湿剂、芳香剂等，可增强刷牙的摩擦力，帮助去除食物残渣、软垢和牙菌斑，有助于减轻或清除口腔异味，使口气清新。牙膏主要用于清洁牙齿，清新口气，有的牙膏还带有一定的护理功效。

➕ 牙膏的分类（图 4-5-1）

1．含氟牙膏： 是指含有氟化物的牙膏。氟化物可以提高牙齿的抗龋能力，预防蛀牙，现在应用广泛。除高氟地区外，均推荐使用含氟牙膏。

2．抑制牙菌斑和减轻牙龈炎症的功效牙膏： 含有抗菌成分或其他生物制剂的牙膏，具有抗牙菌斑和减轻牙龈炎症的作用，需注意的是日常使用这些产品不是治疗牙龈炎的方法。

3．抗敏牙膏： 一种含可溶性钾盐的牙膏，不要连续使用超过 4 周；另一种含氟化亚锡等，能够封闭开放的牙本质小管，从而减轻或预防敏感，有牙本质敏感症状时可选用。

4．增白牙膏： 通过摩擦剂和化学制剂发挥美白作用，去除日常饮食或吸烟带来的外源性色素。

5．中草药牙膏： 中草药牙膏品种较多，有些中草药牙膏有一定的抑菌作用。

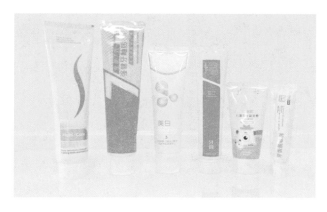

图 4-5-1　牙膏的分类

➕ 牙膏的用量（图 4-5-2）

1. 6个月至 3 岁的婴幼儿，从第一颗乳牙萌出起，家长使用含氟牙膏为孩子刷牙，每次牙膏使用量为米粒大小（15～20毫克）。

2. 3～6岁儿童每次牙膏用量约为豌豆大小（约0.5克）。

3. 6岁以上儿童和成年人每次牙膏用量约1克（长度约1cm）。

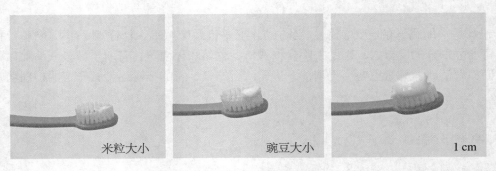

图4-5-2　牙膏用量示例

⊕ 选择牙膏的注意事项

面对众多品种的牙膏，要根据自己的需要选择合适自己的牙膏。同时要认识到，牙膏无法治疗口腔疾病，如果有口腔问题，还是应该及时就医，寻找专业的帮助，才能真正解决问题。

（周俊红　姜　楠）

第六节　漱口的细节你了解吗?

漱口是常用的口腔清洁辅助方法，饭后漱口可以去除口腔内的食物残渣，保持口腔清洁。漱口可用清水或茶水含漱，也可用漱口水含漱，但漱口不能代替刷牙，只能作为刷牙之外的日常口腔护理的辅助手段。

⊕ 漱口水的分类（图 4-6-1）

目前市面上漱口水分为两大类，一类是保健型漱口水，另一类是治疗型漱口水。

1. 保健型漱口水： 通常指在超市可以买到的漱口水，功效不一，主要有清新口气、预防龋病、控制牙菌斑和美白等作用。

2. 治疗型漱口水： 通常是指医生根据口内情况，开处方后方可购买的漱口水，这种漱口水要在医生指导下使用。

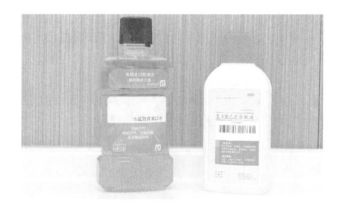

图 4-6-1　漱口水的分类

⊕ 漱口的方法

漱口时将少量漱口液含入口内，紧闭嘴唇，上下牙稍微张开，然后鼓动脸颊及唇部，使溶液能在口腔内充分接触牙面、牙龈及黏膜表面，同时活动舌，使漱口水接触牙面并进入牙缝（图 4-6-2）。利用水力前后左右反复几次冲洗口腔，然后将漱口水吐出。

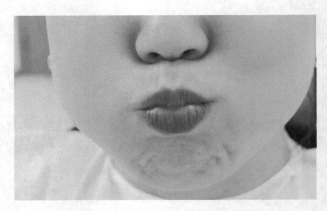

图 4-6-2　漱口动作示例

➕ 使用漱口水的注意事项

1. 保健型漱口水通常为饭后漱口，可清除食物碎屑，清新口气，每次含漱 2 ～ 4 口，每次用量为 5 ～ 10 ml。使用保健型漱口水时，也需要参考使用说明和主要成分，按使用说明使用，是没有副作用的。

2. 治疗型漱口水的具体使用方法、频次与用量，均要遵医嘱执行。

3. 有些药物漱口水只用于牙周治疗和手术后，不能作为日常口腔护理产品；有些抑菌性漱口水也不建议长期使用，因为口腔中存在着健康菌群，长期使用抑菌性漱口水会导致口腔菌群失调；另外还有些标有"医生指导下购买和使用"的漱口水，也要请医生指导后方可使用。

4. 特别强调一点，饭后漱口虽然可以清除部分食物残渣，但不能去除牙菌斑，去除牙菌斑需要刷牙并配合使用牙线或牙缝刷，进行机械清除。

（周俊红　姜　楠）

第七节　牙龈出血怎么办？

　　牙龈出血是口腔科常见的症状之一，是指牙龈自发性的或由于轻微刺激引起的少量流血。轻者表现为仅在吮吸、刷牙、咀嚼较硬食物时唾液中带有血丝，重者在牙龈受到轻微刺激时即出血较多，甚至自发性出血。一般而言，牙龈的慢性炎症是牙龈出血的常见原因，故牙龈出血多见于牙周炎和牙龈炎患者，但有时也可以是某些系统性疾病的口腔表现，应予以足够重视。

✚ 局部因素

　　1．牙菌斑、牙石的局部刺激： 口腔清洁不及时会形成牙菌斑、牙石（图 4-7-1），导致牙龈炎或牙周炎，是最常见的牙龈出血（图 4-7-2）的病因。

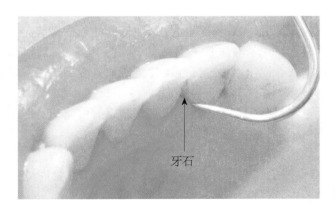

牙石

图 4-7-1　牙齿周围的牙石

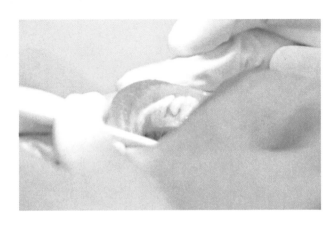

图 4-7-2　牙龈出血

解决方法：做好口腔清洁，认真刷牙，使用牙线、牙间隙刷进行口腔清洁，定期洗牙，1～2次/年，牙周炎需要定期到医院维护。

2．**牙颈部龋（蛀牙）**：牙颈部的龋（蛀牙）发展到牙龈缘下，刺激牙龈，导致牙龈炎症和出血。

解决方法：及时就医，进行龋齿充填或拔除，牙龈消炎后即可止血。

3．**其他局部刺激因素（非菌斑牙石）及不良习惯**：机械、化学刺激、不良修复体、不良充填体、不良矫治器及张口呼吸等刺激引发牙龈局部炎症，如增生性龈炎、牙周炎等。

解决方法：及时去医院就诊，纠正不良刺激因素及不良习惯。

4．**牙龈外伤及口腔手术后等**：牙龈外伤或手术后可能引起牙龈出血。

解决方法：根据具体情况采取相应处理，如伤口缝合等。

➕ 全身因素

1．**全身性疾病**：如血液系统疾病、糖尿病、心血管疾病、肝肾功能异常、肿瘤等。致病机制通常是使全身的免疫力下降，进而导致对于局部刺激的抵抗力下降，诱发牙龈炎症、凝血系统障碍、血管的器质性变化、血流动力学改变等。

解决方法：需要到医院检查以确定原因，根据疾病类型采取相应的治疗措施。

2．**内分泌的改变**：女性在性激素升高、孕酮激素升高时，牙龈组织在轻微刺激下，引发非特异性炎症，可能导致牙龈出血、渗出增多、牙龈增生等，如青春期龈炎、妊娠期龈炎等。

解决方法：保持生活规律，保持充足睡眠，避免过度操劳，调整好情绪，及时就诊。

3．**其他一些作用于全身的外界因素**：如抗凝药物的服用等。

解决方法：对于不同的因素，均需到医院检查，确定解决方法，如调整治疗方案等。

预防牙龈出血的关键在于保持良好的口腔卫生，定期接受口腔检查，及时处理局部和全身因素，确保口腔和全身的健康。若有症状或疑虑，及时就医。

（叶　青　陈冬梅）

第八节　活动义齿如何护理?

　　活动义齿也称活动假牙，戴用之后不但可以填补缺失牙齿的空间而增加美观，同时可以帮助保持口腔健康，增强口腔功能。活动义齿可分为全口义齿以及可摘局部义齿两种。为延长义齿的使用寿命，确保义齿的清洁舒适和坚固，需要进行规范的护理。本节将重点介绍义齿护理的注意事项。

　　1．活动义齿的摘戴：摘义齿时推拉卡环或基托，不要用力过大。戴义齿时不要用牙咬合就位，以防止卡环变形或义齿折断。初戴义齿时，口内暂时会有异物感、恶心、发音不清、咬颊、咬舌等情况，经过耐心练习，1～2周后会有所改善。

　　2．保持口腔卫生：保持良好的口腔卫生非常重要。每餐后需漱口并清洗义齿，使用软毛牙刷轻轻刷洗，注意假牙的每个表面都要清洁，以去除污物和菌斑（图4-8-1）。避免使用硬毛牙刷刷洗义齿，刷洗时要防止假牙意外掉落而摔坏。还可以使用假牙清洁剂清除顽固污渍、减少牙菌斑，以保持义齿的清洁和口腔健康。

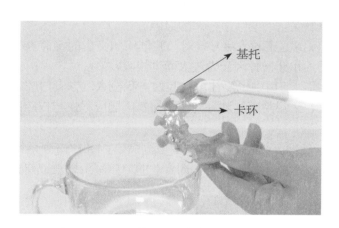

图4-8-1　用软毛牙刷轻轻刷洗活动义齿

　　3．黏膜适当休息：每天适当减少戴用义齿的时间，让黏膜适当休息，以保护口腔黏膜的健康。在睡觉时将义齿浸泡在冷水中，或用专业假牙清洁剂浸泡（图4-8-2），第二天晨起后清水冲洗干净后再戴入口内，可以保证义齿的形状和质量。

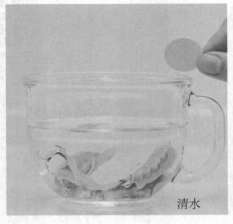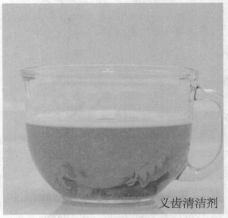

清水　　　　　　　　　　　义齿清洁剂

图 4-8-2　活动义齿浸泡在清水或义齿清洁剂中

4．避免自行修改：不要自行修改义齿，如果有疼痛、不适、松动、折断或磨损，应咨询专业的口腔医生。他们会为您提供合适的维修或者更换建议，以确保义齿的性能，保护口腔剩余组织的健康。

5．定期复查：由于剩余牙槽骨吸收和义齿的磨损，定期复查和复诊非常重要，通常每半年到 1 年复查一次，检测义齿的适合性和功能，并在早期发现问题。3～5 年后考虑重衬或重做义齿，以确保它们继续适合您的口腔。

6．注意饮食：保持健康的生活方式对口腔健康和义齿的寿命也很重要。避免过多咬硬物，以防止义齿受损和牙槽骨因受力过大而过快吸收。

7．自我检查：平时使用中也要注重口腔的自我检查，查看口腔组织、剩余牙是否有明显的问题，如龋病、牙龈黏膜红肿等问题，如有问题应尽快与口腔医生联系，进行适当的检查和治疗。

这些建议有助于确保义齿的舒适性和使用寿命，并维护口颌系统的长期健康。如果您有任何问题或戴用义齿的不适，务必咨询专业的口腔医生以获取建议和治疗。

（陈永刚　周俊红）

第九节　什么是种植牙？

种植牙（图 4-9-1）是牙缺失后一种常见的牙齿修复方法，它是将生物相容性好的钛金属种植入颌骨中，使之与颌骨形成稳定的结合，随后再在种植体上进行上部结构修复，达到修复牙列缺损的目的。种植牙与自然牙齿相似，不但可以取代失去的牙齿，提供美观，还能维持口腔功能，增强咀嚼能力。此外，种植体的存在将有助于保持邻近牙齿和颌骨的健康。

种植牙的关键部分是种植体，它是一个类似螺钉的设备（钛钉），植入牙槽骨中，充当人工牙根的角色。

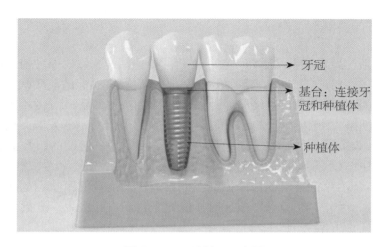

牙冠

基台：连接牙冠和种植体

种植体

图 4-9-1　种植牙示意图

⊕ 种植牙的适用人群

种植牙通常用于替代单个失去的牙齿或多个连续失去的牙齿，甚至全口牙齿。它们也可以用于固定或可摘义齿。具有多种优点，包括稳定性、美观性和功能性。

⊕ 手术情况介绍

1. 手术过程： 种植牙手术通常需要几个步骤。首先，牙医会进行口腔检查和 CBCT 检查，以确定种植体的位置和牙槽骨的健康状况。然后，在局部麻醉下，将种植体植入骨组织中。种植体与骨组织的融合需要等待 3 ~ 6 个月，这个过程被称为骨结合。最后，在种植体上安装牙冠或活动假牙，这是可见的牙齿部分（图 4-9-2）。

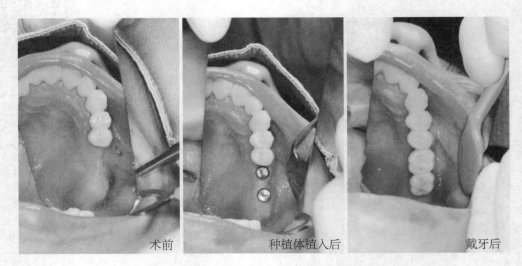

术前　　　　　　　　　种植体植入后　　　　　　　戴牙后

图 4-9-2　种植牙术前、术后及牙冠戴入以后

　　2. 注意事项：患者在手术后需要遵守规范的护理指导，以确保种植牙的成功。种植牙手术后需要观察局部有无出血、渗血和红肿；2 h 后可进温凉的流质饮食或软食；术后48 h 内手术部位需间断冷敷，减轻局部肿胀、疼痛反应；术后 24 h 内不可刷牙，进食后用清水漱口，再用漱口液漱口。在此期间如出现出血、持续疼痛和发热，要及时就诊。种植体植入后 1 ~ 3 个月是种植体与牙槽骨结合的关键时期，定期的口腔卫生保健和牙医的检查对于维护种植牙的健康非常重要。

　　具体的种植牙治疗方案可能因个体情况而异，包括全身健康状态、牙齿的位置、数量、骨质状况等。因此，在考虑种植牙时，最好先咨询口腔医生，进行全面的评估和诊断，以确定最适合您的治疗计划。

（陈永刚）

第十节　种植义齿如何护理?

种植义齿是一种常见的牙齿缺失以后的修复方法,可以恢复口腔功能和美观。为了确保种植义齿的长期成功和保持口腔健康,需要进行定期的维护和护理。以下是一些维护种植义齿的建议。

✚ 注意日常口腔卫生

1. **刷牙**:使用软毛牙刷和牙膏轻柔地刷牙,确保刷到种植义齿周围和其他牙齿。刷牙应该每天两次,早晚各一次,每次 3 分钟左右。

2. **使用牙线和(或)牙间隙刷**:使用牙线和(或)牙间隙刷,彻底清洁种植义齿之间的空隙,以防止食物残渣和细菌滋生。这有助于防止龋病和牙周疾病的发生。

3. **使用漱口水**:使用不含酒精的漱口水来杀菌,但避免使用过于刺激的漱口水。

✚ 定期口腔检查

1. **定期拜访牙医**:牙医可以定期检查种植义齿的状态,确保它们稳固且没有问题。根据口腔卫生习惯、饮食习惯、牙周健康确定检查时间,通常 6 个月左右复查一次。

2. **定期洁治**:专业的口腔洁治和牙菌斑控制有助于保持牙齿和种植义齿的清洁和健康。

✚ 健康生活方式

1. **避免咬硬物**:硬物可能导致种植义齿的松动或折断。避免咬硬物,以防止种植的义齿受损(图 4-10-1)。

2. **戒烟**:如果吸烟,考虑戒烟,因为吸烟可能会增加种植义齿的失败风险。

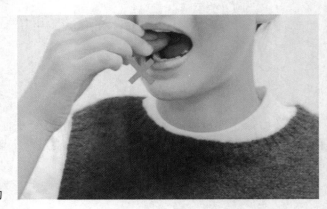

图 4-10-1　请勿用种植牙咬硬物

➕ 遇到问题时及时处理

如果您感到种植义齿周围有任何不适或疼痛，或者发现任何问题，应尽早咨询牙医，以便及时解决。早期发现和处理可以减轻后期问题的复杂性。

➕ 定期照片记录

让牙医定期拍摄 X 线片（图 4-10-2）或照片来监测种植义齿的状况，以便及时发现并解决潜在问题。这些记录可以帮助牙医诊断早期发生的问题并采取适当的治疗措施。

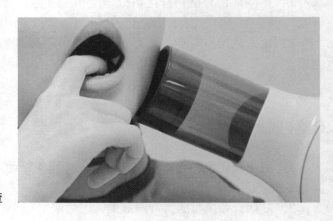

图 4-10-2　种植牙需定期拍 X 线片复查

种植义齿的寿命可以长达数十年，但这取决于良好的口腔卫生和适当的护理。请您遵循以上建议，定期进行口腔检查，确保种植义齿保持长期健康、功能和美观。

（陈永刚）

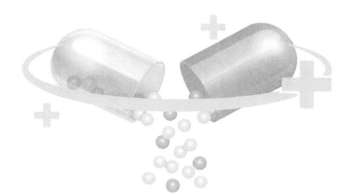

第 五 章

居家安全

第一节　老年人如何安全下床？

　　跌倒是老年人群伤残、失能和死亡的重要原因之一，严重影响老年人的健康和生活自理能力，给家庭和社会带来巨大的负担。老年人群床旁跌倒的发生率较高。清晨时段，血压、血糖、血黏度等指标不稳定，起床过快、过猛，容易引起一过性的血压升高或直立性低血压；夜间在似醒非醒的朦胧状态下匆匆起床，不但容易碰伤、摔倒，更容易引起脑血管事件的发生。

　　老年人群切忌闪电式起床，应遵照规范的"起床三部曲"，确保安全。"起床三部曲"可降低因体位突然改变而导致跌倒的概率，不但适用于老年人，同样适用于其他年龄段的人群。

✚ 安全起床三部曲

　　1．起床前平躺 30 秒：清晨起床或夜间起夜前、醒后应先在床上平躺 30 秒（图5-1-1），让身体逐渐适应体位的改变，避免因突然起身而导致眩晕和不适。

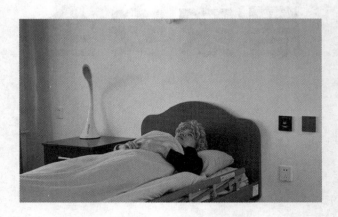

图 5-1-1　平躺 30 秒

　　2．坐 30 秒：在平躺 30 秒后，慢慢坐起，保持坐姿 30 秒（图 5-1-2），让大脑逐渐适应体位的改变，避免因突然站立而导致眩晕和不适。

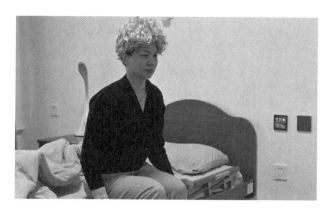

图 5-1-2　坐起 30 秒

3．站 30 秒：坐姿保持 30 秒后，如无不适可慢慢站起来，在床旁保持站姿 30 秒，确保身体已经适应了体位的改变，没有眩晕、晕厥等不适感。

4．特别说明：在实施"起床三部曲"时，需要根据个人的身体状况和健康情况来适当调整每个步骤的时间和适应程度。例如，对于身体状况较差或患有某些疾病的人群，可以在每个步骤中适当增加时间。

⊕ 跌倒时如何避免受伤？

1. 如果突然跌倒，尽量不用手腕去支撑地面，这种跌倒姿势容易发生手臂骨折。
2. 发生跌倒时尽量用双手保护头部。
3. 老年人感到头晕无力时，顺势就地坐下，不勉强移动或寻找床和坐椅。
4. 一旦发生跌倒，千万不要急于起身，先检查身体着地部位是否疼痛、能否活动自如。若感到活动受限，则有可能发生骨折，需尽快呼叫家人。
5. 跌倒后如发生腰椎骨折，严禁随意活动，活动容易导致关节脱位，严重时可能造成下肢瘫痪。

（韩凤萍）

第二节　如何预防及处理老年人噎食？

噎食是指进食时食物卡在咽喉部或食管第一狭窄处，甚至误入气管，引起窒息的现象。老年人机体功能衰退，反应迟钝，所以较其他年龄段人群更易发生噎食。老年人在进食中如突然发生严重呛咳、呼吸困难，且出现面色苍白或青紫，很容易带来生命危险。快速识别老年人噎食并及时给予救护，可缩短噎食时间，缓解呼吸道堵塞，为抢救赢得时间。

✛ 快速识别

老年人在进食过程中，如突然出现以下任意一种症状，应警惕老年人可能已发生了噎食，需立即采取急救措施。

1. 进食时突然不能说话、欲说无声。
2. 不能呼吸，出现窒息的痛苦表现，通常以手按住颈部，示意问题在喉部。
3. 有时因为呼吸道没有完全梗阻，可出现剧烈呛咳，咳嗽间歇有喘鸣音，甚至出现吸气性呼吸困难。
4. 皮肤、指甲发紫，进而心搏骤停。

✛ 海姆立希急救法

海姆立希急救法是通过快速的腹部冲击，解除噎食者的气道梗阻，救治急性呼吸道异物堵塞的急救方法。在实施海姆立希法之前，应先迅速试图掏出食物。

1. 站到老人身后，双臂由腋下环绕其腰腹部，从背后抱住老年人，使老年人身体前倾（图5-2-1）。

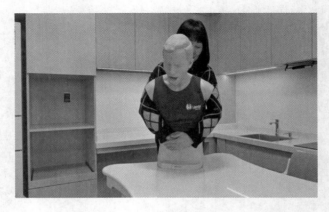

图 5-2-1　海姆立希法

2. 用简单的"剪刀－石头－布"口诀实施海姆立希急救法（图5-2-2）。

（1）"剪刀"：肚脐上2指。两个手指并拢，像一个闭合的剪刀，将"剪刀"放置于肚脐上方，即可找到按压点。

（2）"石头"：用手握住拳头，用拳眼（注意是用拳眼对准腹部而不是拳心）顶住肚脐上2指位置。

（3）"布"：用另一只手掌包住"石头"，快速向后上方冲击，直至患者将异物咳出。

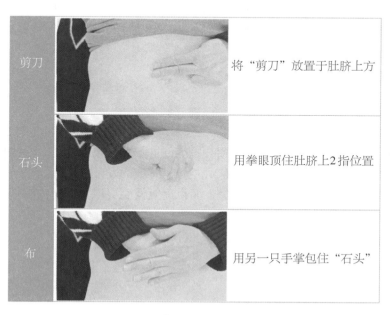

剪刀		将"剪刀"放置于肚脐上方
石头		用拳眼顶住肚脐上2指位置
布		用另一只手掌包住"石头"

图5-2-2 "剪刀－石头－布"手法

3. 如果老年人无法站立，协助其取仰卧位，保持颈部伸直。急救人员跪在老人髋部两侧，双手叠放，用手掌根部顶住老年人上腹部（肚脐上方），用力、快速地向前上方按压。

4. 如果发生噎食时旁边无人，老年人也可以迅速利用前两三分钟神志尚清醒的时间自救。迅速寻找一把带靠背的椅子，然后将自己的腹部按压在椅背上向内向上冲击，保持快速、有力度。

（韩凤萍）

视频讲解

第三节　如何判断吞咽功能障碍？

吞咽是指食物经口摄入并经食管传输到达胃的过程，可分为口腔期、咽期和食管期三个阶段。吞咽功能障碍是由于下颌、双唇、舌、软腭、咽喉、食管等器官结构和（或）功能受损，不能安全有效地将食物由口送到胃内的一种表现。其中，咽期是最易发生误吸、窒息现象的关键时期，尽早识别吞咽功能障碍，并对老年人进行吞咽功能训练，对促进吞咽功能康复具有积极的意义。

⊕ 早期识别

首先了解吞咽障碍的临床表现，辨别进食后的呛咳，尤其是饮水后的呛咳现象；其次是进食后声音嘶哑、混浊、发声低沉、喉咙异物感或突发呼吸困难、气喘、严重时发绀等；再者是原因不明的发热或吸入性肺炎，而且反复发生。以上情况应警惕可能存在吞咽功能障碍。

⊕ 筛查方法

1. 洼田饮水试验（water swallowing test，WST）：是目前应用最为广泛的吞咽障碍评估方式，流程简单，居家即可进行，适用于神志清楚、检查合作的人群。大部分吞咽功能障碍可以被筛出（图 5-3-1）。

第一阶段：先用 5 ~ 10 ml 的汤匙取水，让被测试者喝下，不限定体位。如果被测试者在这个阶段发生了明显呛咳，则无须进入下一阶段，直接判断为饮水吞咽测试异常。

第二阶段：如在第一阶段无明显呛咳，则让被测试者采取坐位姿势，将 30 ml 温水一次咽下，记录饮水过程的情况，参照以下标准进行评定。

1 级（优）：能顺利地 1 次将水咽下。

2 级（良）：分 2 次以上，无呛咳，可咽下。

3 级（中）：能 1 次咽下，但有呛咳。

4 级（可）：分 2 次以上咽下，但有呛咳。

5 级（差）：频繁呛咳，不能全部咽下。

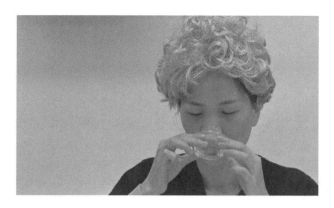

图 5-3-1　洼田饮水试验

2. 反复唾液吞咽试验（repetitive saliva swallowing test，RSST）：也是简易的吞咽功能评估方法，居家即可进行。

方法：被测试者取坐位，给其 1 ml 水湿润口腔。测试者将手指放在被测试者的喉结位置，让被测试者尽量快速反复吞咽，观察喉结随着吞咽运动移动复位的次数（图5-3-2）。

评估标准：健康成年人 30 秒内可做 5 ～ 8 次吞咽动作。记录 30 秒内完成的吞咽次数。如少于 3 次则提示吞咽启动异常，需要进一步检查。

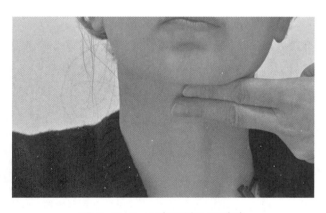

图 5-3-2　反复唾液吞咽试验

（韩凤萍）

第四节　如何进行平衡能力评估？

　　平衡能力是指身体保持一种姿态以及在运动或受到外力作用时能自动调整并维持姿势的能力，是人体维持站立、行走以及协调完成各种动作的重要保障。平衡能力包括静态平衡能力和动态平衡能力两类。研究显示，50%的老年人跌倒是由于在行走过程中身体不平衡造成的，因而具有良好的动态平衡能力对预防老年人跌倒有重要意义。系统评价老年人的平衡能力并采取适当的预防措施，可以有效地降低跌倒的风险。

⊕ Romberg 检查法

　　Romberg 检查法（strengthening Romberg's test，SR）需要在无支撑的情况下站立30秒进行评估。嘱被测试者保持站立位，将双臂平举 5 ～ 10 秒，观察保持平衡的状态。再嘱被测试者闭眼，观察身体的平衡状态（图 5-4-1）。若睁眼时能保持稳定的站立姿势而闭眼时站不稳，前后左右摇晃，则称为 Romberg 征阳性。需要注意的是，测试者应陪伴在被测试者身旁，避免发生跌倒并随时准备搀扶。

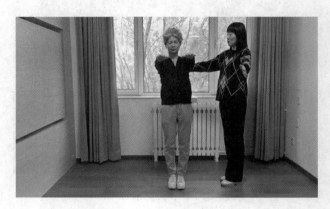

图 5-4-1　Romberg 检查法

⊕ 单腿直立检查法

　　单腿直立检查法（one leg stand test，OLST）是一种评估姿势平衡的方法，主要用于评估静态稳态平衡。测试时，被测试者单脚站立，双手叉腰，观察保持平衡的时间，时间越长，平衡能力越好。在单腿直立检查法基础上计算闭眼单脚站立的时间（图

5-4-2）。一般认为 60 秒以上为良好，30 ～ 60 秒为一般，30 秒以下为差。

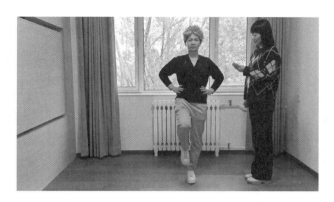

图 5-4-2　单腿直立检查法

➕ 功能性前伸试验

功能性前伸试验（functional reach test，FRT）可预测老年人跌倒的发生。测试方法为测试者站立时尽量向前伸展手臂，记录躯体保持平衡时手臂向前可伸达的最远距离。距离在 15.4 ～ 25.4 cm 提示中度的跌倒风险。

➕ 计时起立 - 行走试验

计时起立 - 行走试验（timed up and go test，TUGT）是常用的活动能力评估方法，可反映老年人行走时的平衡能力。计算被测试者坐在椅子上，听到口令后站起，直线向前走 3 m，然后转身走回，在椅子上坐下所用的时间。TUGT 所需工具为 1 把 46 cm 有靠背及扶手的椅子、1 块秒表，测试方法简单易行，可靠性高。TUGT ≥ 12.3 秒为跌倒预测点。

（韩凤萍）

视频讲解

第五节　儿童误服药物怎么办？

　　儿童误服药物是指儿童误服药物、药物服用过量的情况。学龄前儿童活动范围广，接触药物机会多，加之儿童好奇、好动，喜欢用口和手去探索环境，对危险没有警觉性，容易误食药物。口服药大部分由肝、肾代谢，儿童正处于生长发育期，肝、肾功能发育不完善，误服药物可能造成肝、肾功能损害，甚至出现心肌细胞及大脑损伤，因此家长需格外关注。一旦发现孩子误服药物，无论有无症状，均需快速识别，及时就医。

✚ 快速识别

　　儿童误服一般性药物，且剂量较小，可能不会出现特殊表现或仅有轻微的症状。如误服有毒性大的药物，且剂量较大，可能会出现中毒症状，需快速识别。误服药物可能会出现的临床表现如下。

1. 消化系统：腹泻、腹痛、恶心、呕吐等。
2. 呼吸系统：呼吸困难、呼吸道分泌物增多等。
3. 心血管系统：心悸、胸闷、胸痛等。
4. 神经系统：语言障碍、意识模糊、走路不稳、昏睡、抽搐等。
5. 血液系统：皮肤黄疸、出血、乏力等。
6. 泌尿系统：少尿、无尿、血尿等。

✚ 紧急处理

　　1. 家长必须做到不慌张、不责骂孩子，仔细询问，弄清何种药物、何时服用、服用了多少。孩子哭闹，不仅拖延救护时间，还会引起误吸等意外情况。

　　2. 让孩子将嘴里残留的药物吐出来，迅速确认孩子误服的药物名称及剂量，如不能确认，请将呕吐物带到医院。

　　3. 确认误服药物的时间，每种药物代谢时间不一，确认服药时间对后续就医治疗有参考价值。

　　4. 年龄较大、神志清醒或可以配合的儿童服药在 4 ~ 6 小时以内，家长可以采用催吐法。催吐法是用筷子或压舌板刺激咽后壁处（图 5-5-1）达到催吐的目的，也可让患儿大量饮水，再将手置于患儿的上腹部，用一定的力量向上冲击式按压，同时轻拍患儿背部胃区（图 5-5-2），使患儿将未吸收的药物吐出来。家庭催吐有风险，注意操作，避免造成孩子误吸或窒息等紧急情况，反而加重病情。如果误服的是一般性药物（如毒副作用很小的维生素、止咳糖浆等），鼓励患儿多饮水，促进药物代谢。严重腐蚀性毒物中毒、持续惊厥、昏迷和严重心肺疾病患儿禁止催吐。

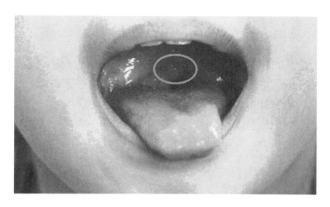

图 5-5-1 咽后壁

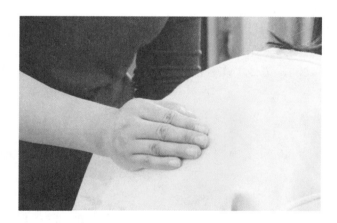

图 5-5-2 轻拍患儿背部胃区

5. 儿童误服药物后自行送医时应坚持就近原则，特别是误服毒性强的药物，切不可一味寻求大医院，错过抢救最佳时期。及早拨打 120 电话，求助专业医生，在专业医生指导下可做必要的紧急处理。就医时务必携带误服药物的包装盒。

（李　孟）

第六节　儿童气道异物怎么处理？

儿童气道异物是指由于任何物质误吸入呼吸道而引起气道阻塞的症状和体征，是小儿常见急症。异物因在儿童的气管、支气管、咽喉部以及终末细支气管内留存，从而带来危险，需尽早识别。儿童发生气道异物如能呼吸、有反应、咳嗽有力，可以指导儿童自主咳嗽将异物排出。当儿童出现剧烈咳嗽、憋气喘鸣、声音嘶哑、口唇面色发青、呼吸困难等情况，可立即进行紧急急救法，同时拨打 120 急救电话。

✚ 紧急急救方法

（一）1岁以下儿童采用拍背法

1. 操作者取坐位，将患儿面部朝下放置在操作者前臂上，操作者一只手托住患儿的脸部和下颌，以膝盖为支撑，保持头低臀高位；另一只手的掌根部用足够的力量向前下方叩击患儿背部两肩胛之间，每秒 1 次，拍打 5 次（图 5-6-1）。

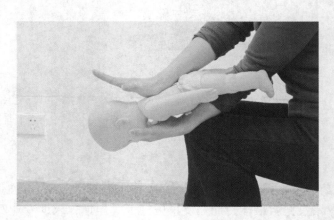

图 5-6-1　拍背

2. 若异物未排出，用一只手掌托住患儿脸部及下颌，另一只手掌托住患儿枕部，将患儿翻转至仰卧位，面部朝上，保持患儿头低臀高位，操作者一只手的示指、中指放在患儿胸骨中下段两乳头连线中点，用足够的力量快速垂直向下冲击 5 次，每秒 1 次（图 5-6-2）。交替进行，直到异物排出或患儿无窒息反应。

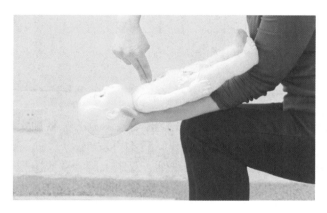

图 5-6-2　胸部快速冲击

3. 注意事项

（1）发生气道异物时切忌倒垂儿童，不仅无法取出，还会造成脊椎受伤。

（2）对于清醒的 1 岁以下的婴儿，不使用海姆立希腹部冲击手法，因婴儿的肝尚有一部分在肋下，容易受损。

（3）患儿如出现昏迷或无反应，立即予以心肺复苏，同时拨打 120 急救电话。

（4）无论儿童是否将异物排出，都要到医院进一步检查。

（二）1 岁以上儿童采用海姆立希法，操作方法同成人（见本书第五章第二节）

➕ **有效预防方法**

1. 3 岁以下儿童应少食坚果、果冻、糖果、圆形水果、大块肉类、黏性的汤圆、年糕等。

2. 养成良好的进食习惯，吃东西时不要说笑、打闹、跑跳，孩子哭闹时切不可往孩子口中塞食物。不要让孩子养成躺在床上吃东西或含着食物睡觉的习惯。

3. 小物件不要乱放，避免年幼儿童接触后放入口中。

4. 学龄儿童应注意不要养成咬笔头、笔帽的坏习惯。

（李　孟）

第七节 小儿突发热性惊厥如何处置？

热性惊厥（febrile seizure，FS）是儿童时期最常见的惊厥性疾病，多见于6个月至5岁的儿童，男孩稍多于女孩，绝大多数5岁后不再发作。热性惊厥多发生于发热24小时内，发作症状为突然丧失意识或者突然跌倒、双眼上翻、双眼凝视、牙关紧闭、口吐白沫、四肢僵直、全身或局部肢体抽搐，严重者还会出现大小便失禁，一般持续数秒或数分钟自行缓解。如若惊厥时间持续过长，有可能会出现脑缺氧情况，对孩子神经系统会有不同程度损伤，从而影响孩子脑部发育，因此需要紧急处理。

⊕ 小儿发生热性惊厥的处理方法

1. 保持镇静：家长不要恐慌，密切观察病情变化，各种刺激均可使惊厥加剧或时间延长，故应保持患儿安静，避免刺激，及时记录患儿抽搐的形式和时间。

2. 保持呼吸道通畅：惊厥发作时应就地抢救，立即解开衣领，让患儿侧卧，开放气道（图5-7-1），清除患儿口鼻腔分泌物、呕吐物等，防止流入气管引起呛咳及窒息。

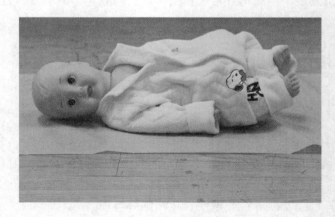

图5-7-1 开放气道

3. 预防外伤：移开可能伤害患儿的物品。惊厥发作牙关紧闭时，不要强行用力撬开，以避免损伤牙齿。不要向患儿口中塞入任何东西，也不要尝试阻止抽动。不要强力按压或牵拉患儿肢体，以免引起骨折或脱臼。

4. 积极降温

（1）冰袋降温：冰袋物理降温是利用冰袋和人体的温差降低人体的血液温度，从而达到降温的效果。可置于枕部、颈部、腋下、腹股沟等处，外面套一层布套，防止直接接触皮肤。特别注意的是枕后、耳廓、腹部、足底、阴囊处禁止用冷（图5-7-2）。

（2）温水擦浴：使用 32 ~ 34 ℃的温水擦拭患儿全身的皮肤。禁止擦拭心前区及腹部，擦浴全过程不宜超过 20 分钟。

（3）前额贴退热贴：高热时可在患儿前额给予退热贴辅助降温。

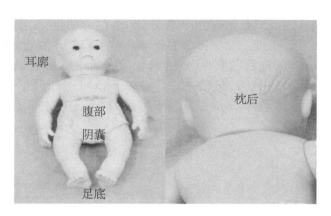

图 5-7-2　禁忌用冷部位

5．**及时就医**：如果患儿抽搐 5 分钟以上不能自行缓解，或短时间反复发作，必须紧急就医。

（李　孟）

视频讲解

第八节　儿童烫伤如何处理？

烫伤是指皮肤或其他组织受到高温物体或液体的热力刺激而引起的损伤。烫伤是一种常见的儿童意外伤害，在烫伤发生后如果能够及时采取正确的处理措施，可以防止烫伤加深，避免继发感染，为随后寻求专业的治疗争取时间。儿童烫伤后可采用"STOP程序"进行紧急处理（图5-8-1），包括去除热源（strip clothing，S）、冷水冲洗（turn on the tap，T）、及时求医（organise help，O）和保护创面（put on appropriate dressings，P）四部分内容。

⊕ S 去除热源

先迅速帮助儿童脱离热源，阻止伤害进一步发生；然后脱去接触热源的衣物和佩戴物品，因为其不利于热量散发。若衣物和佩戴物品附着于皮肤，切勿强行去除，应立即前往医院处理，避免因自行撕脱表皮而造成进一步伤害。

⊕ T 冷水冲洗

在脱离热源后尽早用冷水持续冲洗或浸泡创面，这是儿童烫伤后最为关键的紧急措施，可以起到限制烫伤创面发展、改善局部微循环、减轻水肿、缓解疼痛、促进表皮再生等作用。冷水冲洗在烫伤发生后及早进行，持续冲洗15～20分钟。若有必要，可适当延长冲洗时间至开始接受专业治疗，或是当疼痛得到有效缓解后及时停止。在用冷水冲洗时须注意水温不能低于5℃，天气冷的时候采取适当的保暖措施，防止出现冻伤或身体其他的不良反应。

⊕ O 及时求医

烫伤严重或年龄≤5岁的儿童，须在及时冷疗后送往医院治疗。

⊕ P 保护创面

烫伤会使皮肤变得脆弱，保护烫伤创面可以有效防止损伤进一步发展。若烫伤创面只是表皮红，烫伤面积小，可以局部涂抹烫伤膏；若烫伤创面产生水疱，不可随意弄破水疱或剪去疱皮，以免创面基底暴露而引发感染。合理使用敷料也是保护创面的必要手段，可以使用无菌纱布覆盖于创面上，注意不能采取敷料缠绕的方式包扎创面，以免烫伤部位发生水肿时被缠绕的敷料紧束。

温馨提醒：烫伤后不要涂牙膏、鸡蛋清、食用油、酱油、紫药水等，这样做可能导致烫伤加重。家长应尽量避免婴幼儿接触热源，从而避免烫伤的发生。

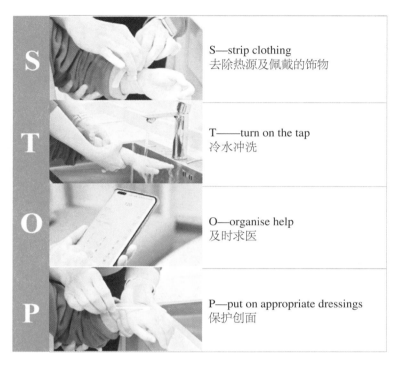

图 5-8-1 "STOP"烫伤后紧急处理程序

（钟小景）

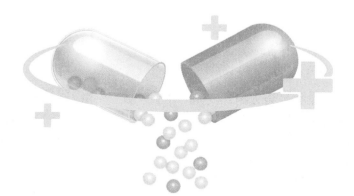

第 六 章

健康体检

第一节　为什么需要做健康体检?

　　《"健康中国 2030"规划纲要》明确指出，推进健康中国，要坚持预防为主。现代医学正从"以治病为中心"向"以健康为中心"的理念转变，健康体检正是践行预防为主、促进关口前移的重要手段。

✛ 慢性病患病率逐年升高

　　根据国家卫生健康委员会数据，我国心脑血管疾病、癌症、慢性呼吸系统疾病、糖尿病等慢性非传染性疾病导致的死亡人数占总死亡人数的 88%，导致的疾病负担占总疾病负担的 70% 以上，已成为影响国家经济社会发展的重大公共卫生问题（图 6-1-1）。癌症是严重威胁我国居民健康的慢性病之一，根据 WHO 最新发布的统计数据，中国年新发癌症 457 万人，占全球的 23.7%；死亡人数 300 万人，约占全球的 30%，均位列全球第一。

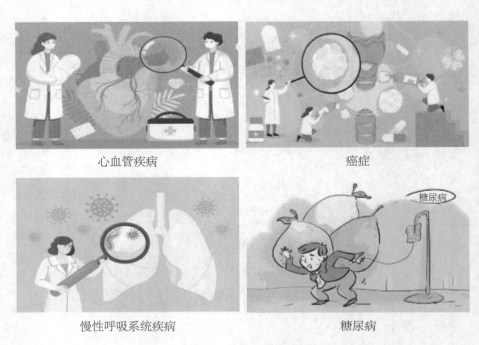

心血管疾病　　　　　　　　　　　　癌症

慢性呼吸系统疾病　　　　　　　　　糖尿病

图 6-1-1　慢性病高发

⊕ 慢性病早期症状难以察觉

多数慢性病病程较长，起病隐匿，疾病早期并没有明显症状，患者就诊时往往已进入中晚期。以慢性肾病为例，早期可能没有任何症状，随着疾病的进展可能仅有乏力、恶心、呕吐等症状，患者出现水肿等典型表现时往往已进入尿毒症期。通过健康体检早发现、早诊断、早治疗，是改善疾病预后最经济、最有效的方式。

⊕ 科学筛查可以让疾病"浮出水面"

健康体检是通过科学的检查手段主动筛查常见疾病，使疾病在萌芽状态就得到干预的重要手段。例如 CT 检查可以发现 5 mm 甚至 1 mm 的病灶，可实现早期肺癌的精准筛查；超声检查能够安全、有效地对乳腺结节的良、恶性进行初步判断；肿瘤标志物如甲胎蛋白（AFP）是筛查原发性肝癌的重要指标（图 6-1-2）；尿液检查可以帮助排查泌尿系统、内分泌、血液等多系统疾病，其中尿核基质蛋白 22 也是膀胱肿瘤筛查的重要指标。容易被大家忽略的便常规可检查有无消化道出血，是筛查消化性溃疡、胃癌、结直肠等疾病的重要指标。

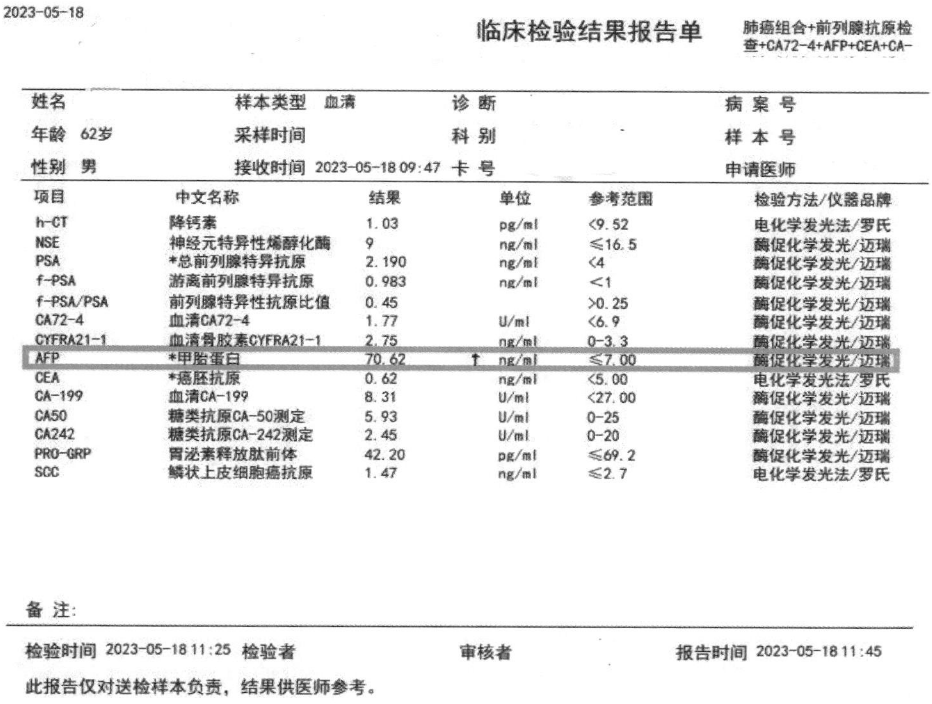

2023-05-18

临床检验结果报告单　　肺癌组合+前列腺抗原检查+CA72-4+AFP+CEA+CA-

姓名		样本类型　血清		诊　断		病案号	
年龄 62岁		采样时间		科　别		样　本　号	
性别　男		接收时间 2023-05-18 09:47	卡　号			申请医师	

项目	中文名称	结果		单位	参考范围	检验方法/仪器品牌
h-CT	降钙素	1.03		pg/ml	<9.52	电化学发光法/罗氏
NSE	神经元特异性烯醇化酶	9		ng/ml	≤16.5	酶促化学发光/迈瑞
PSA	*总前列腺特异抗原	2.190		ng/ml	<4	酶促化学发光/迈瑞
f-PSA	游离前列腺特异抗原	0.983		ng/ml	<1	酶促化学发光/迈瑞
f-PSA/PSA	前列腺特异性抗原比值	0.45			>0.25	酶促化学发光/迈瑞
CA72-4	血清CA72-4	1.77		U/ml	<6.9	酶促化学发光/迈瑞
CYFRA21-1	血清骨胶素CYFRA21-1	2.75			<1	酶促化学发光/迈瑞
AFP	*甲胎蛋白	70.62	↑	ng/ml	≤7.00	酶促化学发光/迈瑞
CEA	*癌胚抗原	0.62		ng/ml	<5.00	电化学发光法/罗氏
CA-199	血清CA-199	8.31		U/ml	<27.00	酶促化学发光/迈瑞
CA50	糖类抗原CA-50测定	5.93		U/ml	0-25	酶促化学发光/迈瑞
CA242	糖类抗原CA-242测定	2.45		U/ml	0-20	酶促化学发光/迈瑞
PRO-GRP	胃泌素释放肽前体	42.20		pg/ml	≤69.2	酶促化学发光/迈瑞
SCC	鳞状上皮细胞癌抗原	1.47		ng/ml	≤2.7	电化学发光法/罗氏

备注：

检验时间 2023-05-18 11:25　检验者　　　　　　审核者　　　　　　报告时间 2023-05-18 11:45

此报告仅对送检样本负责，结果供医师参考。

图 6-1-2　甲胎蛋白（AFP）在筛查原发性肝癌中的意义

⊕ 通过全面评估实现健康管理

慢性病是全生命周期危险因素逐渐累积的结果，即使未患疾病，健康体检也可以帮助我们早期发现疾病的危险因素。近年来，健康体检逐渐向健康管理过渡，经过全面评估筛查，根据家族史、年龄、生活方式、饮食结构、心理压力、运动状况以及检查结果，给予个性化的健康建议及相应的预防措施，从而实现疾病及其危险因素的科学管理。

综上所述，健康体检就是通过医学手段和方法对受检者进行身体检查，了解受检者健康状况、早期发现疾病线索和健康隐患的诊疗行为，可以帮助我们防大病、管慢病、促健康。

（吴　瑾）

视频讲解

第二节　如何制定一份适合自己的体检套餐？

　　如何合理制定一份体检套餐，既能帮我们全面地筛查潜在的疾病或健康隐患，又能科学"避坑"，不过度检查造成浪费呢？我们可以遵循"1+X"的基本原则，其中，"1"代表必选或常规体检项目，"X"代表个性化或备选体检项目。以下是具体步骤。

⊕ 确定"1"项

　　必选或常规体检项目通常包括一般检查（如身高、体重、腰围、臀围、血压等）、查体、实验室检查（如血尿便常规、血脂血糖、肝肾功能等）和辅助检查（如心电图、胸部X线片、超声等）（图6-2-1）。这些项目可以帮助初步了解身体的整体情况和是否有潜在的健康问题。

健康体检基本项目目录(试行)		
一、必选项目		
一级目录	二级目录	主要检查内容
健康体检自测问卷		健康史、躯体症状、生活习惯、精神压力、睡眠健康、健康素养等
体格检查	一般检查	身高、体重、腰围、臀围、血压、脉搏
	物理检查	内科:心、肝、脾、肺、肾 外科:浅表淋巴结、甲状腺、乳腺、脊柱四肢关节、肛门、外生殖器(男性) 眼科检查:视力、辨色力、外眼、眼底 耳鼻咽喉科:外耳道、鼓膜、听力、鼻腔、鼻窦、咽喉 口腔科:口腔黏膜、牙齿、牙龈、颞颌关节、腮腺 妇科:外阴、内诊
实验室检查	常规检查	血常规:白细胞计数(WBC)、红细胞计数(RBC)、血红蛋白(Hb)、血小板计数 尿液分析:尿蛋白(PRb)、尿潜血(BLD)、尿红细胞、尿白细胞、尿比重、亚硝酸盐、便常规+潜血
	生化检查	肝功能:谷草转氨酶、谷丙转氨酶、总胆红素 肾功能:血尿素氮、血肌酐 血脂:总胆固醇、三酰甘油、低密度脂蛋白胆固醇、高密度脂蛋白胆固醇;血糖:空腹血糖,血尿酸等
	细胞学检查	妇科病理学检查
辅助检查	心电图检查	心率及心电图异常结论
	X线检查	胸片:肺部、心脏、胸廓、纵膈、膈肌
	超声检查	腹部超声:肝、胆、胰、脾、肾
体检报告首页		健康自测问卷、体格检查、实验室检查、辅助检查结果摘要

图6-2-1　健康体检必选项目

⊕ 挑选"X"项

　　在确定了"1"项的基础上，可根据个人年龄、性别、职业和健康状况等因素来选择适合自己的个性化备选体检项目（图6-2-2）。

　　年龄：不同年龄段的人群面临的风险因素不同，因此需要选择相应的体检项目，如中老年人需要关注心血管疾病、肿瘤等慢性病的筛查。

性别：男性和女性面临不同的健康风险，男性需要关注前列腺检查，女性则需要关注乳腺、子宫等方面的检查。

健康状况：对于已经患有某些疾病的人群，需要选择相应的体检项目进行筛查或监控。例如，糖尿病患者需要关注血糖控制相关指标等。

生活方式：对于长期吸烟或饮酒的人，可以考虑增加肺癌和肝癌等相关检查。

家族遗传病史：可以考虑增加相关基因检测等项目。

二、备选项目		
一级目录	二级目录	主要检查内容
心脑血管疾病风险筛查	高血压风险筛查[14](20岁以上)	早发高血压家族史、吸烟史、饮酒史、高盐饮食、长期精神紧张、头昏、头痛、眩晕等
		诊室血压（连续3次）、动态血压监测、脉搏波传导速度（PWV）、踝臂指数（ABI）、心电图、血管超声、胸部X线照片、眼底血管照相
		空腹血糖、血脂四项、同型半胱氨酸、超敏C反应蛋白、肾素等
	冠心病风险筛查[14](40岁以上)	冠心病病史及早发家族史、心前区疼痛、压迫感和胸部不适等
		血压、PWV、ABI、血管内皮功能（FMD）检查、心脏彩色超声、颈动脉超声、动态心电图、心电图运动试验、螺旋CT断层扫描冠脉成像（CTA）
		空腹血糖、血脂四项、脂蛋白a、载脂蛋白b、脂蛋白(a)、血乳酸脱氢酶及其同工酶、血清肌酸激酶和同功酶、肌红蛋白、肌钙蛋白I、血肌酐、尿微量白蛋白、超敏C反应蛋白、白介素-6、肿瘤坏死因子、纤维蛋白原、同型半胱氨酸等
心脑血管疾病风险筛查	脑卒中风险筛查[14-16](40岁以上)	高血压、慢性房颤、扩张性心肌病、风湿性心脏病史及早发家族史、头痛、头昏、眩晕及短暂性脑缺血发作（TIA）等
		血压及动态血压检查、PWV、ABI、FMD、心脏彩色超声、颈动脉超声、经颅多普勒（TCD）、眼底血管照相、头颅CT
		空腹血糖、血脂（同冠心病）、血肌酐、尿微量白蛋白、血粘度监测、血小板聚集、超敏C反应蛋白、纤维蛋白原、同型半胱氨酸等
	外周血管病风险筛查[14](50岁以上)	高血压或脑卒中家族史、高血压、脑卒中、房颤、颈动脉狭窄、腹主动脉瘤等病史、头痛、头晕、乏力、下肢水肿及跛行等
		血压及四肢血压测量、足背动脉触诊、颈部、腹部听诊（血管杂音）、血管超声、PWV、ABI、FMD
		空腹血糖、血脂（同冠心病）、血肌酐、尿微量白蛋白、超敏C反应蛋白、纤维蛋白原、同型半胱氨酸等
2型糖尿病风险筛查[11-12](35岁以上)	空腹血糖受损（IFG）、糖耐量异常（IGT）、糖调节受损（IFG+IGT）	出生体重、糖尿病家族史、妊娠糖尿病、高血压、冠心病、血糖及血脂异常史、饮食与运动情况、口渴、多饮、多尿、多食、体重下降、倦怠乏力等
		体质指数、腰围与腰臀比、脂肪率、血压、PWV、ABI、FMD
		空腹血糖、餐后2小时血糖、OGTT、糖化血红蛋白、糖化白蛋白、血脂（同冠心病）、尿糖、尿酮体、尿微量白蛋白、胰岛素、C-肽、超敏C反应蛋白、同型半胱氨酸等
慢性阻塞性肺疾病（COPD）风险筛查[17-20](50岁以上，吸烟者40岁以上)		吸烟史、慢性支气管炎、哮喘病史、慢性咳嗽、咳痰、气短、喘息、胸闷等
		肺功能检查、肺部X线检查、肺部CT检查
		血沉、白细胞、红细胞、红细胞压积等
慢性肾病（CKD）风险筛查[21](40岁以上)		肾脏疾病家族史、慢性肾炎及蛋白尿、高血压、糖尿病病史等、眼睑水肿、血尿、尿少、疲乏、厌食、恶心、呕吐等
		血压、肾脏超声检查
		血肌酐、尿微量白蛋白
恶性肿瘤风险筛查	肺癌[14](50岁以上)	肺癌家族史、吸烟史、咳嗽、胸痛、痰中带血、长期低热等
		肺部低剂量CT、肿瘤标志物：NSE、CYFRA21-1、CEA、SCC
	乳腺癌[14](35岁以上女性)	乳腺癌家族史、乳腺疾病史、婚育史、月经史、乳房胀痛（与月经周期无关）、乳头异常分泌物等
		乳腺超声检查、乳腺钼靶检查、肿瘤标志物：CA-153、CA-125、CEA
	宫颈癌[14](21岁以上女性)	宫颈癌家族史、月经史、生育史、不洁性生活史、白带异常、阴道出血等
		宫颈超薄细胞学检查（TCT）、人乳头瘤病毒测试（HPV）、肿瘤标志物：SCC、CEA
	直结肠癌[24-25](50岁以上)	直结肠癌家族史、慢性结肠炎及肠息肉病史、下腹痛、便血、黏液便、大便频次等
		肛诊、大便潜血、结肠镜、气钡双重造影、肿瘤标志物：CEA、CA-199、CA-242
	胃癌[14](50岁以上)	胃癌家族史、胃溃疡、胃肠息肉病史等、腹痛、腹泻、消瘦、柏油便等
		胃镜检查、气钡双重造影、幽门螺旋菌检查（HP）、胃蛋白酶元及胃泌素测定等、肿瘤标志物：CA72-4、CEA
	前列腺癌[14](45岁以上男性)	前列腺癌家族史、慢性炎症史、反复尿频、尿急及血尿等
		前列腺触诊检查、前列腺超声检查、肿瘤标志物：PSA、FPSA
其他项目		体适能检测、骨密度检查、心理测评、中医体质辨识、功能医学检测等

图6-2-2 健康体检备选项目

此外，在选择体检项目时，最好能够咨询专业机构，医生会根据个人具体情况和健康需求，给出更为准确的建议和指导，帮助选择合适的体检项目。

在制定体检套餐时，还应注意避免过度检查和不必要的浪费。不必要的检查项目可能会增加医疗负担和身体负担，还可能增加误诊的风险。因此，在制定体检套餐前，我们应该充分了解各项检查的意义和必要性。

总之，"1+X"原则是体检项目选择的基本原则，通过充分考虑个人情况和健康需求，选择合适的常规体检项目和个性化体检项目，可以帮助我们更好地了解自己的身体状况，及时发现并预防潜在的健康风险。

（杨　臻）

视频讲解

第三节　如何做好体检前准备?

健康体检是有效筛查疾病及其风险因素的重要手段,做好体检前准备是保障体检结果客观准确的前提,也可有效缩短体检时间。

⊕ 体检前饮食的注意事项

体检前 3 天:建议清淡饮食,不要饮酒,避免使用对肝、肾功能有影响的药物。

体检前 1 天:晚上 10 点以后不再进食,可以适量饮水。

体检当天:晨起禁食、禁水,完成空腹检查项目后可以进食,常规体检中空腹项目主要包括采血和腹部彩超。此外,若体检项目包括 ^{13} 碳呼气试验、体脂分析、QCT+ 腹部脂肪测量、磁控胶囊胃镜、远红外断层扫描等,也需要空腹。

⊕ 体检前是否可以服药?

降糖药:体检当日请勿服用,以免因未进食发生低血糖。

降压药、降脂药等其他慢性疾病药物:需晨起规律服药者应按时服药,有利于体检医生判断疾病控制情况和日常用药的合理性。为服药少量饮水不影响体检,但应为白开水。心脏病、哮喘等患者,应将急救药物携带备用(表 6-3-1)。

表 6-3-1　体检前用药建议

药物种类		体检前用药建议
降糖药		勿服
降脂、降压药		规律服用
急救药物		随身携带

⊕ 哪些检查需要憋尿？

泌尿及生殖系统（输尿管、膀胱、前列腺、子宫及其附件等）彩超需要憋尿检查，有此类检查项目的受检者，若条件允许，建议不排晨尿，可缩短等候时间。

⊕ 穿戴有何讲究？

建议穿宽松易脱的衣物，不要穿着连裤衣、连裤袜、连衣裙或带有金属饰品的衣物等，以免带来不便，不建议戴隐形眼镜、佩戴项链、化浓妆。

⊕ 特殊人群有何禁忌？

放射性检查：包括 CT、胸部 X 线片、骨密度等，其禁忌人群包括有生育计划的受检者（男性、女性）、怀孕或可能受孕的女性受检者、哺乳期女性。

磁共振检查：禁忌人群包括体内有金属异物，如心脏起搏器、血管支架、眼球金属异物、部分种植牙、金属节育环、钢钉钢板、假肢等，具体细节可咨询影像科专业医师（图 6-3-1）。

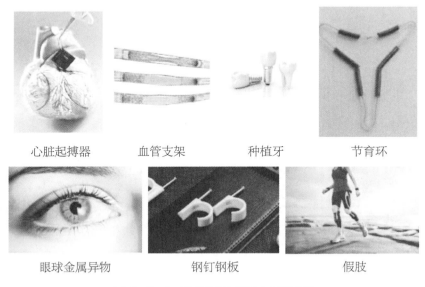

心脏起搏器　　　血管支架　　　种植牙　　　节育环

眼球金属异物　　　钢钉钢板　　　假肢

图 6-3-1　磁共振检查禁忌金属异物

妇科检查：禁忌人群为无性生活史女性。

✚ 其他准备

1. 体检前3～5天不要做高强度体育运动或体力活动，以免影响检查结果。

2. 女性受检者体检避开月经期；如有不规则阴道流血，不适合进行妇科检查。近期做过人工流产、放置节育器等妇科手术者，应在术后第一次月经结束后再行体检。妇科检查前3天避免阴道放置栓剂或阴道冲洗。月经不规律者需在检查前告知医生。

3. 检查当日晨起清洗外阴，以确保尿常规检查结果的准确性，留尿标本时应取新鲜中段尿。

（杨　臻）

第四节 体检中的易弃检项目真的不重要吗?

在健康体检过程中,大便常规和肛门指诊是最容易弃检的两个项目,原因是大便留取有一定难度,而肛门指诊会给受检者带来一定程度的不适感,但这两项检查却能提供非常重要的疾病线索。

⊕ 便常规

作为体检三大常规之一,便常规(图6-4-1)可以提供消化系统状况的重要线索。

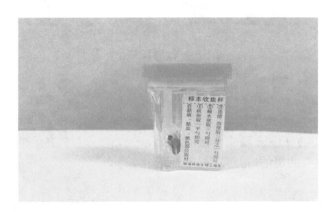

图6-4-1 便常规标本

1. 检查意义

(1)显微镜检查:发现红细胞、白细胞、寄生虫(卵)都为消化道出血、炎性疾病、寄生虫感染等疾病提供了线索。

(2)潜血试验:免疫法潜血试验非常敏感,只要消化道任何部位如食管、胃、小肠、结肠有少量出血,大便还是正常黄色的时候,潜血试验就会呈现阳性,因此,这是初步筛查消化道肿瘤、溃疡等疾病的重要检查。

2. 如何配合?

(1)留取前:请勿打开瓶盖,以免污染标本盒。

(2)留取时:从新鲜粪便内部挑取,一勺(黄豆大小)即可,注意取标本时不要混入水、尿液或其他物质。

(3)留取后:立即将大便标本放入标本盒内,盖好盒盖。

⊕ 肛门指诊

　　肛门指诊也称为直肠指诊，是通过手指进行肛门、肛管、直肠疾病的检查方法（图6-4-2），能够及早发现潜在的疾病线索，对于健康受检者具有重要意义。

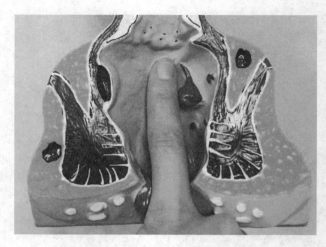

图6-4-2　肛门指诊

　　1. 检查意义： 可以帮助我们发现痔疮、肛瘘、肛周脓肿、距离肛缘 7 ~ 10 cm 范围内的直肠息肉、直肠肿瘤和前列腺疾病。我国直肠癌的发病率约占结直肠癌的 50%，而能够被肛门指诊发现的低位直肠癌（距肛缘 5 cm 以内）占直肠癌的 60% ~ 75%，因此其在健康体检中最重要的目的就是发现低位直肠癌。

　　2. 如何配合？

　　受检者排空大便并保持空腹状态，按照医生要求摆放好体位，检查医生戴手套、涂抹适量的润滑剂后将手指插入患者的肛门进行触诊。检查过程中受检者应放松并配合医生的操作。医生根据手指触感、受检者的反应以及检查结果综合判断是否存在异常。肿瘤的手指触感是肿块或硬结，肛裂、痔疮指诊可能有疼痛感或出血。

（吴　瑾）

第五节　如何看懂血常规检验结果？

视频讲解

随着医学科技的发展，体检中应用的检验、检查项目日新月异，而作为传统检验项目的血常规，虽然看似简单、普通，却蕴藏着身体很多的健康信息和疾病线索。

一个小小的血常规，有二十多项指标，对于平时没有明显疾病的健康体检者，需要重点关注四大主要指标，即白细胞、红细胞、血红蛋白和血小板。大体可以将白细胞作为感染指标，红细胞和血红蛋白作为贫血指标，血小板作为止凝血指标，当然，在实际情况中，多种疾病都可以导致这些指标的异常（图 6-5-1）。

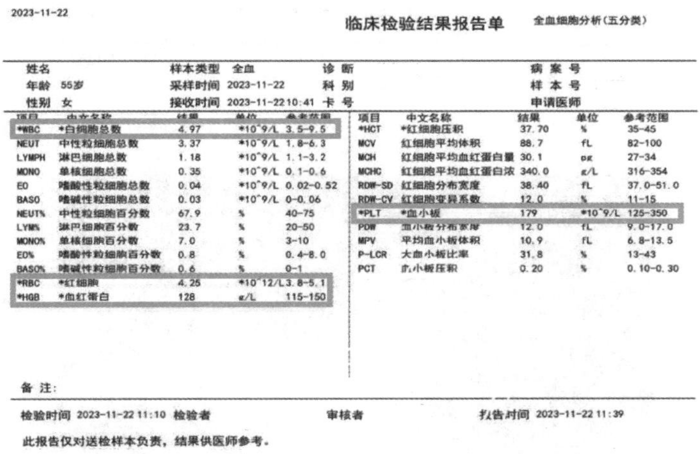
2023-11-22

临床检验结果报告单　全血细胞分析（五分类）

姓名　　样本类型　全血　　诊　断　　病 案 号
年龄　55岁　　采样时间　2023-11-22　　科　别　　样 本 号
性别　女　　接收时间　2023-11-22 10:41　　卡　号　　申请医师

项目	中文名称	结果	单位	参考范围
*WBC	*白细胞总数	4.97	*10^9/L	3.5-9.5
NEUT	中性粒细胞总数	3.37	*10^9/L	1.8-6.3
LYMPH	淋巴细胞总数	1.18	*10^9/L	1.1-3.2
MONO	单核细胞总数	0.35	*10^9/L	0.1-0.6
EO	嗜酸性粒细胞总数	0.04	*10^9/L	0.02-0.52
BASO	嗜碱性粒细胞总数	0.03	*10^9/L	0-0.06
NEUT%	中性粒细胞百分数	67.9	%	40-75
LYM%	淋巴细胞百分数	23.7	%	20-50
MONO%	单核细胞百分数	7.0	%	3-10
EO%	嗜酸性粒细胞百分数	0.8	%	0.4-8.0
BASO%	嗜碱性粒细胞百分数	0.6	%	0-1
*RBC	*红细胞	4.25	*10^12/L	3.8-5.1
*HGB	*血红蛋白	128	g/L	115-150

项目	中文名称	结果	单位	参考范围
*HCT	*红细胞压积	37.70	%	35-45
MCV	红细胞平均体积	88.7	fL	82-100
MCH	红细胞平均血红蛋白量	30.1	pg	27-34
MCHC	红细胞平均血红蛋白浓	340.0	g/L	316-354
RDW-SD	红细胞分布宽度	38.40	fL	37.0-51.0
RDW-CV	红细胞变异系数	12.0	%	11-15
*PLT	*血小板	179	*10^9/L	125-350
PDW	血小板分布宽度	12.0	fL	9.0-17.0
MPV	平均血小板体积	10.9	fL	6.8-13.5
P-LCR	大血小板比率	31.8	%	13-43
PCT	血小板压积	0.20	%	0.10-0.30

备注：

检验时间　2023-11-22 11:10　检验者　　审核者　　报告时间　2023-11-22 11:39

此报告仅对送检样本负责，结果供医师参考。

图 6-5-1　血常规检验结果

如果这四大指标中出现检测异常，就要结合其他小项目来分析。下面我们来看几种最常见的情况。

白细胞异常

通常所说的白细胞是指白细胞总数，血液中有 5 类白细胞，分别是中粒细胞、单核性粒细胞、淋巴细胞、嗜酸性粒细胞、嗜碱性粒细胞，5 类中任何 1 类升高都可能导致白细胞总数升高。细菌感染时中性粒细胞升高；寄生虫感染和过敏可以导致嗜酸性粒细胞升高；病毒感染时通常淋巴细胞升高。如果白细胞总数升高，同时中性粒细胞升高，常见于细菌感染，而白细胞总数不高或轻度升高甚至降低，同时淋巴细胞升高，病毒感染的可能性大。当然，一些非疾病情况也可以导致白细胞总数升高，比如剧烈运动后、孕妇、剧烈疼痛、创伤刺激等。

⊕ 红细胞和血红蛋白异常

红细胞内含有血红蛋白，主要负责将氧气运送到各个器官、组织、细胞。当血红蛋白下降时，提示存在贫血，同时要参考红细胞、红细胞平均体积、红细胞平均血红蛋白浓度等多项指标来初步判断是哪种类型的贫血。当红细胞、血红蛋白、血细胞比容（红细胞压积）同时升高时，最为常见的情况是身体内缺水导致的血液浓缩；另外，在高原上生活一段时间，由于身体需要应对缺氧的环境，为提高氧气运送能力，机体加大了红细胞的生产，也可以导致这些指标的升高。

⊕ 血小板异常

血小板具有维持血管内壁完整、创伤时形成血栓止血、促进伤口愈合等重要作用。血小板太高会导致血管内血栓形成，而某些疾病导致的血小板明显下降会导致身体内出血，这都需要及时就医（图6-5-2）。

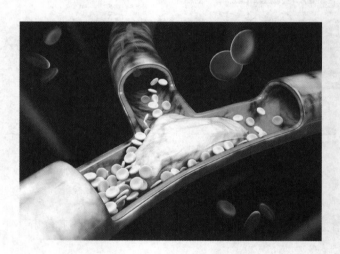

图6-5-2　血小板凝集

以上是对血常规四大主要指标的简要分析，需要说明的是对于健康体检者而言，这些指标轻度偏离正常参考值范围大部分属于正常情况，并不是疾病表现。对于临床医生，也不是仅凭借一张化验单进行判断，需要通过详细询问患者的病史、认真细致的体格检查、结合其他相关检验检查结果，进行全面综合分析，才能做出正确的诊断。

（帅学军）

第六节　如何看懂尿常规检验结果?

视频讲解

尿常规是健康体检三大常规检查之一，泌尿系统或者全身其他系统疾病均可以导致尿常规检查异常。尿常规检查的指标很多，对于非医学专业人员，建议了解以下几项主要指标，即尿蛋白、尿糖、尿红细胞和尿白细胞（图 6-6-1）。如果这些主要指标有明显异常，应当及时到医院就诊。

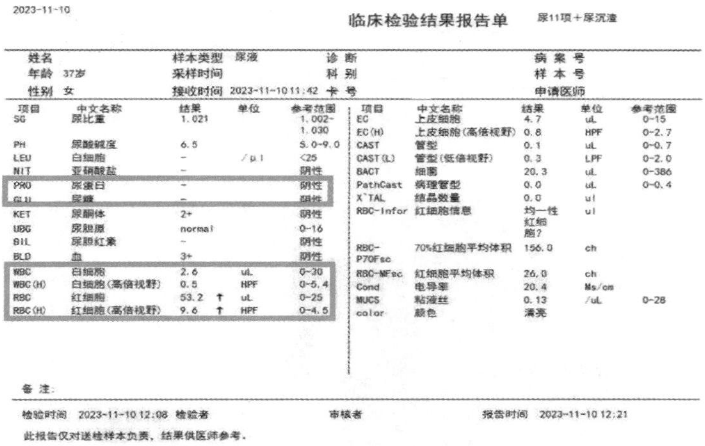

2023-11-10

临床检验结果报告单　尿11项＋尿沉渣

姓名		样本类型	尿液	诊 断	病 案 号
年龄	37岁	采样时间		科 别	样 本 号
性别	女	接收时间	2023-11-10 11:42	卡 号	申请医师

项目	中文名称	结果	单位	参考范围
SG	尿比重	1.021		1.002-1.030
PH	尿酸碱度	6.5		5.0-9.0
LEU	白细胞	-	/μl	<25
NIT	亚硝酸盐	-		阴性
PRO	尿蛋白	-		阴性
GLU	尿糖	-		阴性
KET	尿酮体	2+		阴性
UBG	尿胆原	normal		0-16
BIL	尿胆红素	-		阴性
BLD	血	3+		阴性
WBC	白细胞	2.6	uL	0-30
WBC(H)	白细胞(高倍视野)	0.5	HPF	0-5.4
RBC	红细胞	53.2 ↑	uL	0-25
RBC(H)	红细胞(高倍视野)	9.6 ↑	HPF	0-4.5

项目	中文名称	结果	单位	参考范围
EC	上皮细胞	4.7	uL	0-15
EC(H)	上皮细胞(高倍视野)	0.8	HPF	0-2.7
CAST	管型	0.1	uL	0-0.7
CAST(L)	管型(低倍视野)	0.3	LPF	0-2.0
BACT	细菌	20.3	uL	0-386
PathCast	病理管型	0.0	uL	0-0.4
X`TAL	结晶数量	0.0	ul	
RBC-Infor	红细胞信息	均一性红细胞?	ul	
RBC-P70Fsc	70%红细胞平均体积	156.0	ch	
RBC-MFsc	红细胞平均体积	26.0	ch	
Cond	电导率	20.4	Ms/cm	
MUCS	粘液丝	0.13	/uL	0-28
color	颜色	清亮		

备 注:

检验时间　2023-11-10 12:08　检验者　　审核者　　报告时间　2023-11-10 12:21

此报告仅对送检样本负责，结果供医师参考。

图 6-6-1　尿常规检验结果

尿红细胞

泌尿系统结石、肿瘤、各种肾病等疾病会导致尿红细胞升高，正常人在剧烈运动或久站后，尿中红细胞可以一过性轻度升高，女性生理期尿红细胞可以明显增多。尿中红细胞升高建议排除生理因素后复查监测，如果尿常规中红细胞经常升高，建议到医院肾内科就诊，进一步检查评估原因。

尿蛋白

身体状态健康的情况下，尿液中没有蛋白，即尿蛋白阴性，或因为剧烈运动、发热等原因偶尔检测到少量蛋白，即尿蛋白（±），原发性肾病、高血压、糖尿病、系统性自身免疫性疾病等多种疾病都可能造成尿蛋白阳性。而尿蛋白检测只是初步的筛查，继续检测 24 小时尿蛋白定量和尿微量白蛋白，有助于判断早期肾病及肾病的严重程度。

⊕ 尿糖

尿糖阳性常见的原因包括：糖尿病患者血糖水平明显升高、超出肾糖阈即肾重吸收葡萄糖的最大能力时、肾病导致肾糖阈下降时、糖尿病患者口服减少葡萄糖从肾重吸收的降糖药物时。因此，医生要根据具体情况分析判断尿糖阳性的可能原因。还有一些情况属于生理性或假性糖尿，比如妊娠后期、哺乳期、大量进食糖类、服用阿司匹林和水杨酸类药物之后等。

⊕ 尿白细胞

尿白细胞升高是泌尿系统感染的表现，下尿路感染通常有尿急、尿频、尿痛等症状，如果是上尿路感染，可能会伴有腰部疼痛。当然，轻度感染可能尿中只会出现少量白细胞而没有明显临床症状，女性阴道炎时尿中可能会出现白细胞（图6-6-2）。

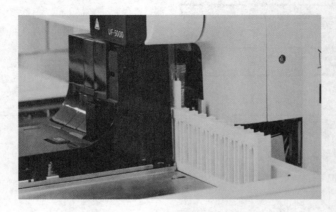

图6-6-2　尿常规检测

尿常规中检测的指标远不止这些，健康体检时发现尿常规异常，请根据主检医师的体检报告建议复查或就诊。

（帅学军）

第七节 如何读懂乳腺超声报告?

　　乳腺超声具有无辐射、诊断准确性高、方便快捷和易于随访复查等优点,是健康体检进行乳腺疾病筛查的重要手段。超声检查报告分为两个部分,一是通过超声探头所见的描述,二是医生的诊断意见,因此,可以分两步阅读报告(图6-7-1)。

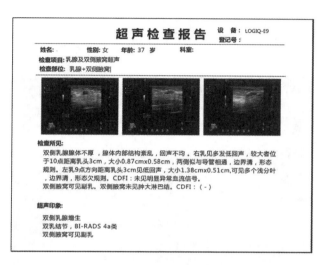

图6-7-1 乳腺超声报告

⊕ 看描述

　　1. 腺体结构:结构紊乱一般是乳腺增生的声像表现。

　　2. 如果存在乳腺结节,可能会包括如下描述。

　　(1)回声:可以分为无回声、低回声、等回声、高回声和混合回声结节,不同回声提示的是结节的内部成分不同。

　　(2)结节形态:包括圆形、卵圆形、分叶形和不规则形。形态规则的结节良性可能性大,如乳腺纤维腺瘤或者乳腺囊肿是圆形或类圆形的形态;形态不规则的结节要警惕恶性的可能性。

　　(3)边缘:边缘清晰通常是良性结节的表现;边缘模糊指肿块轮廓可见,但边缘无法准确划分;毛刺边缘是病灶边缘向外发出的长短不一的放射状线影,是常见的恶性征象。

　　(4)钙化:乳腺超声中会扫查到各种形态的钙化,良恶性结节钙化的形态多有不同,我们要注意的是乳腺恶性肿瘤中常见的钙化,一般包括点状钙化、簇状钙化、砂砾样钙化。

　　(5)纵横比:通常多数的结节纵横比都是小于1的,如果纵横比大于1就要考虑恶性肿瘤的可能性。

超声检查发现乳腺结节，常引起受检者紧张、焦虑，在超声报告的诊断部分，超声医师对于结节良、恶性的概率评估即 BI-RADS 分类。

1 类：恶性可能性为 0%。

2 类：恶性可能性为 0%（图 6-7-2）。

3 类：恶性可能性小于 2%，建议短期随访。

4 类：可疑恶性，需要进行组织学检查。其中 4A 恶性可能性 2%～10%；4B 恶性可能性 10%～50%；4C 高度怀疑恶性，恶性可能性 50%～95%。

5 类：几乎肯定是恶性病变，恶性可能性 ≥ 95%。

6 类：已活检证实为恶性。

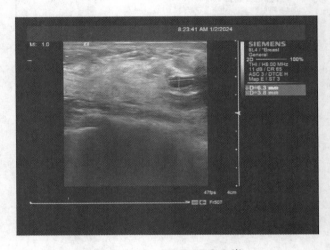

图 6-7-2　BI-RADS 2 类

最后，需要指出的是，乳腺超声对于乳腺结节的判断与超声机成像质量、超声医师的临床经验等因素相关，如果体检发现结节可疑恶性，应该及时到乳腺专科就诊，进一步检查评估。

（马　骁）

第八节　体检发现肺结节该怎么办？

　　肺结节是指在 CT 影像上表现为直径 ≤ 3 cm 的局灶性、类圆密度增高的实性或亚实性肺部阴影，而局部病灶直径 > 3 cm 者称为肺肿块。

　　在健康体检中，一般会采用低剂量胸部 CT 进行肺部检查（图 6-8-1）。CT 报告中提示有肺部结节，受检者会产生焦虑、恐惧的心理反应，担心自己是不是得了肺癌。实际上，大部分肺结节都是良性病变。国外有报道，96.4% 的 CT 阳性结节为良性。当拿到CT 检查报告时，可以分两步对肺结节的良、恶性进行初步判断。

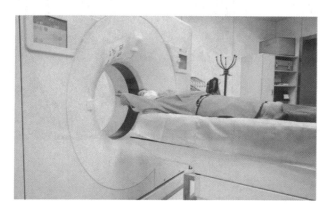

图 6-8-1　CT 检查

➕ 看外观

　　1. 结节大小：直径 < 5 mm 定义为微小结节，直径 5 ~ 10 mm 定义为小结节，10 ~ 30 mm 定义为肺结节。对于实性结节，随着体积增大，恶性概率随之增加；对于磨玻璃结节，还需结合形态和随访中密度的改变进行判断。

　　2. 结节形态：大多数恶性肺结节的形态为圆形或类圆形。

　　3. 结节边缘：良性结节多数无分叶，边缘可有尖角或纤维条索等；恶性结节边缘多呈分叶状，或有毛刺征。

　　4. 结节 - 肺界面：良性结节边缘清楚整齐；炎性结节边缘模糊；而恶性肺结节边缘清楚但不光整；结节 - 肺界面毛糙，甚至有毛刺。

⊕ 看内涵

结节可以分为实性结节和亚实性结节，亚实性结节中包括纯磨玻璃结节（图6-8-2）和部分实性结节。

1. 密度均匀、直径 < 5 mm 的纯磨玻璃结节常提示不典型腺瘤样增生；密度不均匀的部分实性结节，实性成分超过 50% 常提示恶性可能性大；持续存在的磨玻璃结节大多数为恶性，或有向恶性发展的倾向。

2. 结构：支气管被包埋且伴局部管壁增厚，或包埋的支气管管腔不规则，则恶性可能性大。

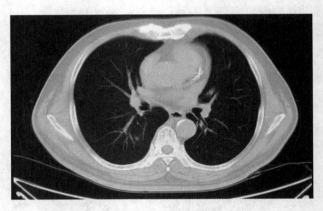

图6-8-2　磨玻璃结节

⊕ 发现肺结节后的应对措施

首次 CT 发现的肺结节，不必过度焦虑恐惧，因为大部分肺结节都是良性病变。但也不能放任不管，建议到呼吸科或胸外科就诊，由专科医生评估结节的性质，并遵从医生的意见，进一步检查或随诊。

（陈　钢）

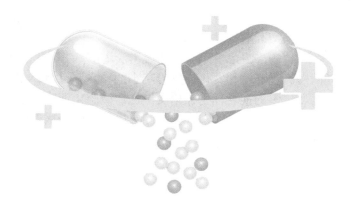

第 七 章

重点人群居家自我健康管理

视频讲解

第一节　如何早期识别阿尔茨海默病？

阿尔茨海默病（Alzheimer disease，AD）属于认知功能障碍中最常见的临床类型，表现为记忆障碍、失语、失用、失认、视空间损害、执行功能障碍以及人格改变等特征。阿尔茨海默病起病隐匿，认知功能进行性退化，发病率和患病率随年龄增长迅速增加，给社会和家庭带来了沉重的负担。尽早发现高危人群，根据评估所获得的资料制定早期干预计划，将有利于延缓阿尔茨海默病的发生和发展。

画钟测验（clock drawing test，CDT）是阿尔茨海默病居家进行的简易筛查工具，具有操作性良好、耗时短、受环境和文化程度影响小的特点。有命令作图和临摹作图两种形式。命令作图方法需要更多的视觉记忆、语义记忆、概念化理解、语言理解等认知过程参与，而临摹作图是指给受试者一个画有钟表的图片，并指示受试者临摹出一个一模一样的钟表。本节将重点介绍命令作图。

➕ 作图要求

要求被试者在空白纸张上画出一个钟表，完成圆圈的绘画，并填写数字、时针和分针。一般选择能同时涉及左右两侧视野的时间点，目前应用最普遍的时间点为 11 点 10 分，不仅涉及左右两侧视野的检测，同时要求受试者将"10 分"转换成数字"2"，更大程度地检测受试者的认知功能。

测试者采用下列指导语："请画出一个钟表表盘，把数字标在正确位置上，并用时针和分针把时间标在 11 点 10 分的位置"。要求在 10 分钟之内完成。

➕ 评分方法

1．四分法计分标准

判断内容	分值
画出封闭的圆圈	1 分
数字位置正确	1 分
12 个数字无遗漏	1 分
时针和分针位置正确	1 分
判断标准：4 分为认知功能正常，3 分为轻度认知功能障碍，2 分为中度认知能障碍，0 ~ 1 分为重度认知功能障碍	

2．计分方法举例（图 7-1-1）

圆圈的判断	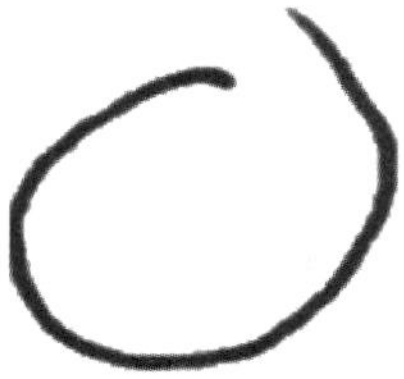 不完整的圈圈 −1 分	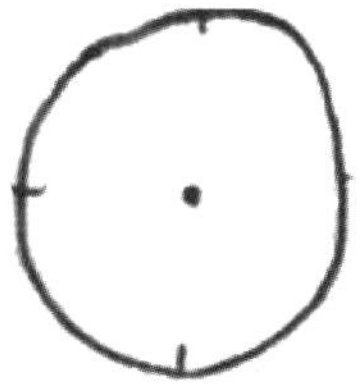 完整的圈圈 +1 分
完整性的判断	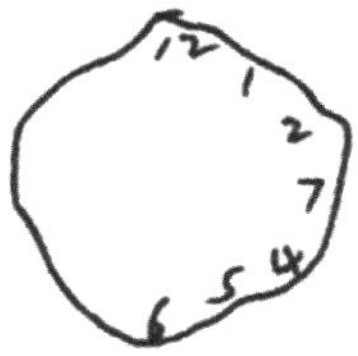 不完整的数字 −1 分	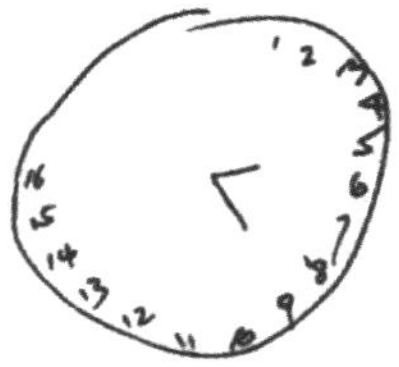 多的数字 −1 分
数字位置判断	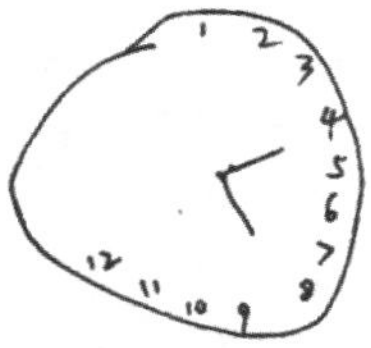 不均匀的位置 −1 分	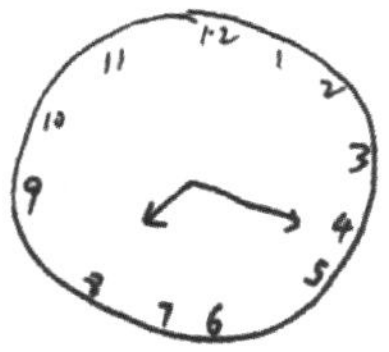 均匀的位置 +1 分
指针的判断（8：20）	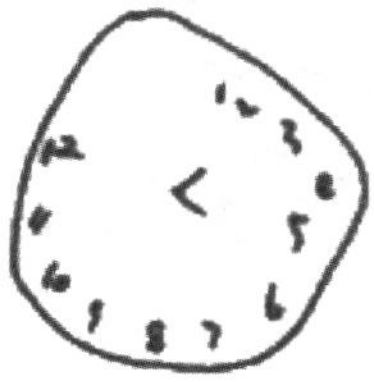 不正确的指针 −1 分	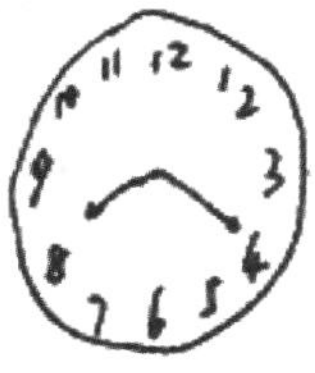 正确的指针 +1 分

图 7-1-1　计分示例

⊕ **注意事项**

1. 修正和涂擦不扣分。
2. 不要求画秒针。
3. 画钟测验只是阿尔茨海默病的早期筛查工具，确诊需要由专科医生完成。

（韩凤萍）

第二节　如何快速识别脑卒中？

脑卒中又称中风，是因脑血管阻塞或破裂引起的脑血流循环障碍和脑组织功能和（或）结构损害的疾病。脑卒中患者早期常出现口角歪斜和肢体麻木无力等症状，第一时间识别脑卒中的发生，并正确送医，是决定脑卒中预后的重要因素。"FAST"流程是国际通用的识别脑卒中的方法，步骤简单，快速有效。

➕ "FAST"评估方法

评估者需坐于患者的正前方，通过观察面部、肢体活动、语言表述情况来进行快速评估（图 7-2-1，图 7-2-2）。

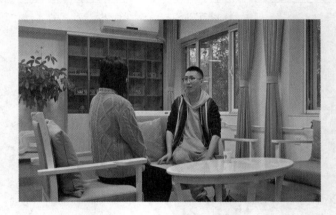

图 7-2-1　面对患者评估

1．F—face 脸：评估者正面面对患者，观察患者面部两侧是否对称，让患者微笑，观察口角有无歪斜。如果自行判断，可选择照镜子的方式观察面部是否对称，微笑时有无口角歪斜。

2．A—arm 手臂：让患者双臂平举，观察其双臂是否能保持在同一高度，是否出现无力、垂落的情况。如果自行判断，可自己观察平举的双臂是否在同一个高度或者选择照镜子的方式观察。

3．S—speech 语言：让患者试着说一句完整的话或者背出家庭住址和电话号码，观察其能否按逻辑正确表达、有无口齿不清。

4．T—time 时间或 telephone 急救电话：若出现上述情况之一，立即拨打 120 急救电话。拨打 120 电话应简明扼要地陈述清楚患者的年龄、性别及目前出现的脑卒中症状，120 急救中心会对卒中患者优先调度。

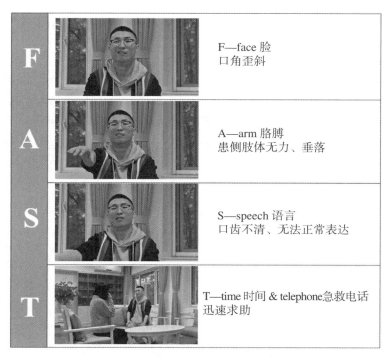

图 7-2-2 "FAST" 评估流程

⊕ 脑卒中治疗的黄金时间

脑卒中发作后的 4.5 小时在医学上称为"急救黄金时间窗"，在这个时间窗内必须做到分秒必争，才能在最大程度上减轻残疾程度或避免患者死亡。所以需要快速进行"FAST"评估，立即拨打 120 急救电话，并前往有脑卒中救治条件的医院至关重要。

在等待期间可进行如下措施。

1. 对可以耐受平躺且无低氧的患者取仰卧位。

2. 对有气道阻塞的患者需及时清除呼吸道分物，保持气道通畅。

3. 如出现嗜睡、恶心、呕吐等，提示颅内压增高，可抬高床头 20°～30°。

4. 有条件可快速检测血糖、血压，严密监测血糖、血压变化。

5. 准备好住院治疗所需证件及物品，包括患者的身份证、医保卡、入院费用、以往就诊资料。

（韩凤萍）

第三节　如何识别心肌梗死的急性发作？

　　心肌梗死是由于冠状动脉发生急性阻塞，导致心肌发生缺血坏死的一种可危及生命的心脏疾病，通常发生在中老年人，而冠状动脉粥样硬化是心肌梗死的主要风险因素之一。心肌梗死给生命健康带来了极大的威胁。下面介绍当心肌梗死急性发作时会有哪些主要的临床表现、该如何识别。

➕ 识别办法

　　1. 胸骨后疼痛（图7-3-1），呈现压榨性痛并多伴有胸闷、大汗淋漓、心慌等，症状多持续半小时以上，需要高度重视，建议立即平卧休息并呼叫急救车。

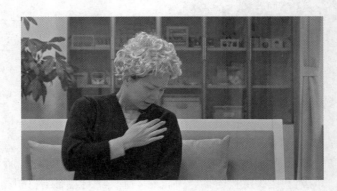

图7-3-1　胸骨后疼痛

　　2. 左侧肩背部出现放射性疼痛且疼痛呈现持续性（图7-3-2）。

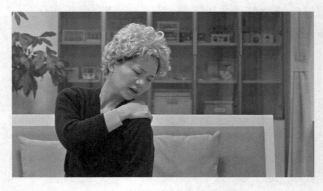

图7-3-2　左肩背部放射性疼痛

3. 左侧下颚牙痛，若没有明确的牙齿和牙周疾病而突然出现左下颚牙痛，需要注意排除心肌梗死。

4. 上腹部疼痛，有时会伴随恶心、呕吐，容易被误认为是胃病，建议到医院做进一步检查。

特别提醒，以上仅为心肌梗死急性发作的一般性表现，具体表现可能因个体差异而有所不同。如果怀疑自己或他人出现心肌梗死，应立即拨打急救电话并寻求专业医疗救助。在等待急救人员到达之前，建议：①保持安静平卧，避免活动以减轻心脏负荷，减少心肌损伤。②合理用药：根据急救人员的指引可以合理使用减轻心肌缺血或抗血栓的药物。③吸氧：如果家中有供氧装置，可以进行吸氧，以帮助缓解呼吸困难和缺氧的症状。④密切观察：密切观察病情变化，及时向急救人员提供相关信息。⑤除服药外，应尽量避免饮食、饮水。

✚ 如何预防?

存在冠心病危险因素的患者平时宜保持良好的情绪，避免精神紧张；合理饮食，如进食低脂、低热量、易消化的食物，少食多餐，避免过饱；养成定时大便的习惯，保持大便通畅，避免用力大便。

（钟小景　孙　静）

视频讲解

第四节 如何进行自我胎心监测?

胎儿的心脏在全身器官中是最早具有功能的,可以直接反映胎儿在官内的情况。听胎心是指借助于多普勒听诊仪听诊胎儿心音,是了解胎儿在官内情况的重要手段之一,也是家庭自我监护胎儿生命体征的重要内容。

⊕ 什么是胎心?

顾名思义,胎心即胎儿的心跳。妊娠 3 ~ 4 周,胎儿的心脏就开始搏动了,在 16 周以后就可以借助多普勒胎心听筒听到胎心。那么,如何才能准确捕捉到宝宝的心跳呢?

⊕ 听胎心前需要准备什么?

1. 孕妇个人准备:妈妈先排空膀胱,采取仰卧位(也可坐位,但是建议 28 周以前孕妇尽量仰卧位,平躺的时候胎心位置更贴近腹壁,与探头距离也较接近,更方便妈妈们找到胎心),在一个安静舒适的环境,以舒服为主。露出腹部(图 7-4-1)。
2. 准备胎心听筒,涂抹耦合剂。
3. 打开胎心听筒,开始寻找胎心位置。

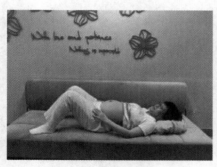
卧位听胎心

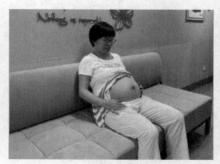
坐位听胎心

图 7-4-1 听胎心体位

⊕ 如何寻找胎心的位置?

胎心在胎儿的背部听得较为清楚,胎龄小于 5 个月时,听胎心位置通常在脐下、腹中线的两侧；6～8个月时，随着胎儿长大，胎心位置会上移。由于胎动通常是手脚在动，所以一般右侧感觉胎动频繁时，胎心一般在左侧，同理，左侧感觉胎动频繁时，胎心一般在右侧。同样，头位和臀位亦会影响胎心的位置，头位的胎心可以在肚脐下方左右两侧听，臀位胎心可以在肚脐上方左右两侧听，横位可在脐上或脐下腹中线处听（图7-4-2）。

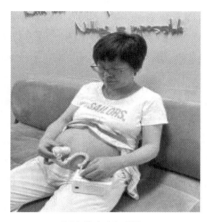
在肚脐左侧听胎心

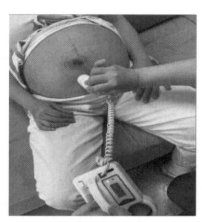
在肚脐下方听胎心

图 7-4-2　胎心的位置

✚ 如何识别胎心？

胎心音是类似于马蹄声一样响亮而又有力的咚咚声，正常的胎心音规律而有力。听诊时要注意将胎心音与子宫动脉和胎盘杂音相区别，会出现一种风吹样的呼呼声杂音，二者的快慢还和母体的脉搏基本一致，判断不出的宝妈也可以数一数自己的脉搏。正常胎心音在110～160次／分，持续听取1分钟；如果＜110次／分或＞160次／分时，可间隔10～20分钟重复听一次；如持续听取10分钟以上都＜110次／分或＞160次／分，表明胎心率异常，提示胎儿可能受脐带因素或胎盘等因素影响发生宫内缺氧，自己无法判断应及时就医。

但并非所有的异常都因为缺氧引起，如孕妇发热、合并甲状腺功能亢进，也可能由于孕妇本身心率偏快导致，胎儿的心率常常会超过160次／分；如果孕妇服用某些药物，如早产保胎时服用沙丁胺醇（舒喘宁）或阿托品，也可引起母儿心率加快。总之，出现异常情况无法识别均请及时就医！

（张晓影　邢丽莉）

视频讲解

第五节　如何进行盆底肌功能锻炼？

您是否遇到过这种情况？打喷嚏、咳嗽、大笑、下蹲或搬重物的时候，必须双腿夹紧，不然会有尿漏出来，这就是尿失禁。感觉阴道有肉一样的东西掉下来，下腹坠胀，腰部酸痛，干活劳累后加重，排便不畅。出现这种情况时，可能就是盆腔脏器脱垂了。阴道松弛，或者因为妊娠、分娩导致盆底肌损伤而引起性生活不满意。遇到以上这些情况，都可能是因为出现了盆底功能障碍。

⊕ 什么是盆底功能障碍？

女性盆底功能障碍性疾病是指盆底支持结构缺陷、薄弱、损伤及功能障碍引起的一组疾病。其主要表现有尿失禁、盆腔脏器脱垂及性生活不满意。

是什么原因引起盆底功能障碍性疾病的呢？妊娠分娩是盆底损伤的独立高危因素。妊娠对盆底组织产生慢性损伤，而分娩对盆底造成急性损伤。

⊕ 盆底功能障碍性疾病有什么危害？

反复性压力性尿失禁可以造成局部湿疹、局部皮肤溃烂、反复泌尿系感染等疾病，这些疾病同时也会造成相应的并发症。压力性尿失禁被称为"社交癌"，它把患者固定在家里或者某一个地方，失去社交能力。无法提重物、无法和朋友去旅游、自卑、生活质量随之下降。严重的盆底脏器脱垂需要进行手术治疗，造成身体创伤，承担医疗费用和可能出现的术后并发症。性生活不满意会影响夫妻感情，危害身心健康，危及家庭的稳定。

⊕ 如何发现盆底功能障碍？

产后42天按时到医院进行检查，医生会用专业的设备对盆底的肌力、疲劳度和阴道压力等指标进行全方面功能评估，根据评估结果，给出相应的康复方案。或是当你出现漏尿时，及时到医院就诊。

⊕ 盆底康复的方式方法有哪些？

主要包括盆底肌电刺激及生物反馈、盆底肌磁刺激治疗、盆底射频治疗、生活方式干预及盆底肌锻炼等方法。对于症状重的患者，可以到医院做生物反馈和电刺激等治疗；对于轻症患者，可以在医生指导下，自行进行盆底肌训练（Kegel 训练）。盆底肌训练简单易学，不受场地限制。

⊕ 盆底肌训练具体锻炼方法

在舒服的姿势下进行训练，可以屈膝屈髋，腹部放松。配合腹式呼吸进行。鼻子吸气（图 7-5-1），这时盆底是放松的；嘴慢慢吐气（图 7-5-2），同时收缩肛门、会阴部肌肉（感受阻断尿流的感觉），如此循环。每次收缩与放松的时间比为 1∶1，例如，收缩3 秒，放松 3 秒，可根据盆底肌恢复的情况延长每次收缩至 6 ～ 10 秒，放松 6 ～ 10 秒，每次训练连续进行 5 ～ 10 分钟，每天进行 2 ～ 3 次，每周训练频率不少于 2 天。

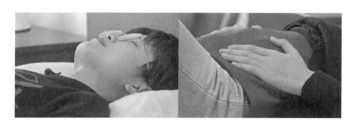

图 7-5-1　腹式呼吸——鼻吸气

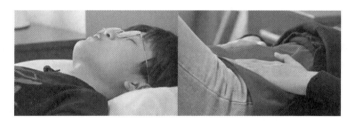

图 7-5-2　腹式呼吸——嘴吐气

可以尝试不同姿势下的盆底功能锻炼。任何时间、地点都可以锻炼，如洗澡、刷牙、吃饭、排队等。对于存在盆底功能障碍的人，生活中要避免增加腹压的动作，如久蹲、提重物、长时间抱小孩等。及时治疗慢性咳嗽和便秘，特别是怀孕过程中控制好体重。

盆底肌肉训练除加强肌肉力量外，适度的放松也非常重要，盆底肌收放自如才是目的。这种主动地、有节律地收缩尿道、阴道和肛门周围肌肉，是改善盆底功能的首选措施。

（邢丽莉　李　森）

第六节　如何正确进行母乳喂养？

　　母乳对宝宝来说，是最好的天然食物。母乳喂养，妈妈首先要学会怎么哺乳。正确的喂养姿势会让宝宝和妈妈都十分舒适，而喂养姿势不正确时，对宝宝来说"吃饭都难受"，对妈妈来说，可能会感觉腰酸背痛、乳头痛。这些均不利于母乳喂养的坚持。做到舒适的母乳喂养，我们要了解哪些问题呢？

❶ 母亲正确哺乳姿势要点

　　1. 婴儿的头和身体成一条直线。
　　2. 婴儿的身体贴近母亲。
　　3. 婴儿的脸贴近乳房，鼻子对着乳头。
　　4. 母亲不仅要托住婴儿的头部，还要托住臀部。

❶ 如何托起乳房？

　　1. 手呈"C"字形托起乳房。
　　2. 示指支撑着乳房基底部，手靠在乳房下的胸壁上，拇指放在乳房的上方。
　　3. 两个手指可以轻压乳房，改善乳房形态，使婴儿容易含接。
　　4. 托乳房的手与乳头处保持一定距离。

❶ 正确的含接姿势

　　1. 母亲用"C"字形的方法托起乳房。
　　2. 先用乳头触及婴儿嘴的周围，使婴儿建立觅食反射。
　　3. 当婴儿的嘴张到足够大时，将乳头及大部分乳晕含在婴儿嘴中。

❶ 哺乳的体位和方法及适用人群（图 7-6-1）

　　1. 侧卧式：适合阴道分娩第一天、剖宫产术后以及夜间哺乳。
　　方法：母亲舒适体位侧躺，头枕在枕头的边缘，母亲的手臂弯曲状放在上方的枕头旁，婴儿也要侧卧位，但母亲不要用手臂遮挡婴儿头部，让婴儿的头部能够自由活动，避免乳房堵住婴儿的鼻部，引起呼吸不畅。

2. 摇篮式：适合产后恢复较好的母亲。

方法：母亲用手臂的肘关节部托住婴儿头部，双手托住婴儿的背部和臀部，使其腹部紧贴母亲。

3. 半躺式：适合剖宫产、身体和精神容易紧张、乳头条件差、乳头疼痛的母亲。

方法：母亲以舒适体位半躺（床头抬高30°~45°）；准备枕头、垫子、被子等支撑物，确保头、肩部、手臂、腰放松；母亲可以将腿变成青蛙式达到放松；将宝宝以舒适安全的姿势趴放在母亲身上，注意宝宝的手、前胸、大腿、膝盖部位充分紧贴母亲的身上，脚能够放置在母亲身体上或母亲侧身的垫子上（避免悬空），竖直姿势时，呈青蛙腿式，而不是蹬直双腿。

4. 交叉式：适合刚开始母乳喂养、有困难的母亲。

方法：用对侧的手臂托住婴儿身体，婴儿的头枕在母亲的手上，母亲可用乳房同侧的手托起乳房，而不是将婴儿的头部推向乳房。

5. 橄榄球式（腋下环抱式）：适合双胎、婴儿含接困难的母亲。

方法：婴儿身体放在母亲同侧乳房下，用枕头托住婴儿身体，并将婴儿头枕在母亲的手上。

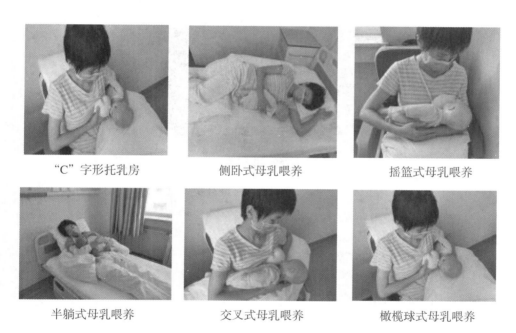

"C"字形托乳房　　　　侧卧式母乳喂养　　　　摇篮式母乳喂养

半躺式母乳喂养　　　　交叉式母乳喂养　　　　橄榄球式母乳喂养

图7-6-1　"C"字形托乳房和母乳喂养体位

母乳是大自然赋予人类的珍贵礼物，提倡母乳喂养，支持母乳喂养，希望宝妈通过上面的学习能够轻松实现母乳喂养。

（白爽爽　李　森）

视频讲解

第七节　如何为新生儿进行脐带护理？

　　脐带是由胚胎发育过程中的体蒂发展而来的，是连接胎儿与胎盘的带状器官，一端连于胎儿腹壁脐轮，另一端附着于胎盘子面。妊娠足月胎儿的脐带长 30 ～ 70 cm，平均约 55 cm，表面被羊膜覆盖呈灰白色，内有一条管腔较大、管壁较薄的脐静脉和两条管腔较小、管壁较厚的脐动脉。血管周围有保护脐血管的胚胎结缔组织，称华通胶。若脐带受压致使血流受阻，缺氧可致胎儿窘迫，甚至危及胎儿生命。胎儿通过脐带血液循环与母体进行营养和代谢物质的交换。

　　新生儿出生后脐带被结扎并剪断（图 7-7-1），与母体胎盘完全分离，此时仍是一个开放的创面，是病原微生物入侵的主要门户之一，如处理不当，轻者可致局部感染和出血，严重者可导致新生儿败血症的发生，甚至危及生命。

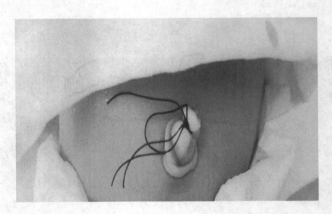

图 7-7-1　新生儿肚脐

⊕ 如何为新生儿护理脐带？

　　1. 护理目的：保持脐带清洁、干燥、预防感染。

　　2. 评估内容：脐部周围皮肤有无异常；脐部是否有出血、渗血、异常分泌物、异常气味；脐部残端是否脱落及新生儿的一般情况。

　　3. 脐部护理时机：新生儿沐浴后；脐部周围皮肤红肿、脐部出血、渗血、异常分泌物时；有异味时；被尿液、粪便等污染时。

　　4. 物品准备：75% 医用酒精、无菌棉签、污物碗。

　　5. 环境准备：调节室温 26 ～ 28 ℃、相对湿度 50% ～ 60%。

　　6. 人员准备：操作者洗净双手。

　　具体操作步骤如下（图 7-7-2）。

（1）操作前妈妈或新生儿护理者洗净双手，选择环境安全、舒适的台面或床位放置新生儿。

（2）协助新生儿取仰卧位。

（3）脐带残端脱落前，一手将脐带结扎线的多余部分轻轻提起（脐带残端脱落后，一手拇指和示指于脐周 2 ~ 3 cm 处绷紧皮肤），使新生儿腹壁脐轮凹陷部分充分暴露，另一手持 75% 医用酒精棉签从脐带根部以环形的方式由内向外涂抹，直径为 5 cm 大小，更换 75% 医用酒精棉签以同法重复擦拭，直至棉签无异物为止。

（4）安置新生儿：穿好衣服，系上尿布，尿布要低于脐部，让脐部暴露于空气中。

（5）整理用物并安抚新生儿。

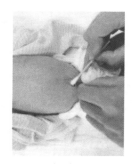 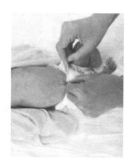 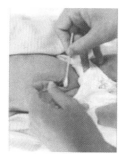 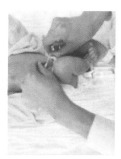

提线　　　　　　　酒精棉签　　　　　　由内向外涂抹　　　　　擦至无异物

图 7-7-2　新生儿脐带护理方法

➕ **注意事项**

1. 脐带不需要包扎，让脐部暴露于空气中，可促进脐带干燥脱落及预防感染。
2. 脐带未脱落前请勿强行剥离。
3. 脐带一般在出生后 7 天左右自然脱落，脱落后仍需脐部护理 2 天。
4. 在护理脐带时，要观察脐带有无出血、发红和异味，如有异常请及时就医。

（白爽爽　李　森）

第八节 如何为新生儿进行沐浴？

新生儿沐浴可以使新生儿的皮肤清洁舒适，避免感染；帮助新生儿活动肢体和肌肉，促进血液循环，增强皮肤排泄和散热功能；促进新生儿对食物的吸收，使新生儿体重增加；同时有助于观察新生儿的全身情况，尤其是皮肤情况。

➕ 沐浴前准备

1. 环境准备：关闭门窗，避免空气对流，室温保持在 26 ~ 28 ℃。
2. 物品准备：浴盆、浴巾、水温计、纸尿裤、干净的衣服、消毒棉签、沐浴液、温和无刺激的新生儿润肤露等。
3. 人员准备：取下手上所有配饰，洗净双手。

➕ 操作步骤

1. **洗面部**：清洗眼部、鼻、口唇四周、面颊及前额。注意眼部应由内眦向外眦清洗。
2. **洗头部**：将新生儿抱起，用肘关节夹住新生儿的身体，并托稳头颈部，用一只手的拇指及示指（或者中指）堵住新生儿双耳孔，取适量沐浴液，轻柔按摩头部，用清水洗净，擦干（图 7-8-1）。

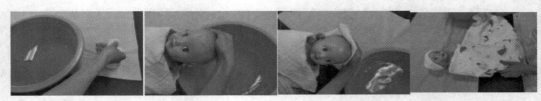

| 物品准备 | 稳托头颈部 | 洗净、擦干 | 整理包被 |

图 7-8-1 洗头部

3. **洗躯干**：新生儿头部枕在前臂，手置于新生儿腋下，按顺序清洗全身——颈部、腋下、上肢、前胸、腹部、腹股沟、会阴、下肢。
4. **背部**：用手托住新生儿腋下，让其趴在手腕上，清洗背部和臀部，洗完后将新生儿放置在备好的浴巾上；蘸干全身，注意保暖，给新生儿戴上帽子。
5. 检查全身各部位情况，用消毒棉签将脐窝内的水蘸干。

6. 根据皮肤情况，以及季节、地域和环境温湿度合理使用润肤剂，一般 1 ～ 2 次 / 天（建议在沐浴后 5 分钟内完成润肤过程，起到皮肤保湿作用）。

7. 移开浴巾，穿好纸尿裤及衣服（图 7-8-2）。

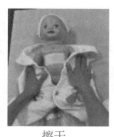
擦干

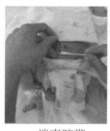
消毒脐带

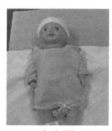
穿衣服

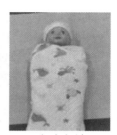
包裹包被

图 7-8-2　擦干、消毒脐部、穿衣

⊕ 注意事项

1. 新生儿沐浴应在喂奶前或后 1 小时、不哭闹、清醒下进行，避免在饥饿时沐浴。为新生儿沐浴动作应轻柔、迅速（尽量在 10 分钟内完成），注意保暖和安全。

2. 在沐浴过程中应与新生儿进行情感的交流。

3. 沐浴时间和频率：新生儿出生 24 小时以后开始沐浴，沐浴的频率根据新生儿的个体需要来确定，同时结合不同地区、不同季节和环境洁净程度等综合因素考虑，通常情况下隔日进行一次即可。

4. 应使用婴儿专用、无泪配方、中性或弱酸性的沐浴液，沐浴后使用婴儿润肤露轻轻涂抹全身，并为新生儿戴好帽子，注意头部保暖。

（郝君颖　李　森）

视频讲解

第九节　如何进行新生儿抚触？

　　新生儿抚触是指通过抚触者的双手对新生儿皮肤的各部位进行有次序、有技巧的抚摸。新生儿抚触可以促进母婴情感交流，促进乳汁分泌，增强抵抗力，促进新生儿睡眠并改善睡眠质量。帮助平复新生儿的情绪、减少哭闹，有利于新生儿生长发育。

➕ 抚触前准备

　　1. 环境准备：室温保持在 26 ~ 28 ℃，抚触时可播放柔和的音乐，有助于母亲和新生儿放松。

　　2. 物品准备：毛巾、纸尿裤、干净衣服、温和无刺激的新生儿润肤油等。

　　3. 人员准备：取下手上所有配饰，洗净双手，在掌心倒入适量的润肤剂轻轻揉搓温暖双手。

➕ 操作步骤

　　1. 头面部：新生儿仰卧，抚触者用两拇指指腹自额部中央向两侧推至太阳穴处；双手两拇指指腹自新生儿下颌中央向上推至耳前划出微笑状；拇指外的其余四指指腹自新生儿前额发际向后推按至两耳乳突处，避开囟门。每个动作重复 3 次（图 7-9-1）。

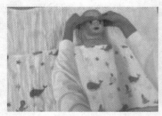 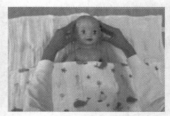 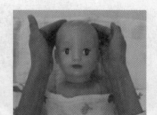

额部→太阳穴　　　　　　　　下颌中央→耳前　　　　　　　前额发迹→耳后乳突

图 7-9-1　抚触头面部

　　2. 胸部：双手放在新生儿的两侧肋缘，右手先向上滑向新生儿右肩，复原；换左手，方法同前。两手交替进行，避开乳头。

　　3. 腹部：右手四指指腹自新生儿右下腹滑向右上腹，自右上腹经左上腹滑向左下腹，避开脐部。一手操作，另一手在躯干一侧固定新生儿，两手可交替进行。

　　4. 上肢：双手握住新生儿一侧手臂，自上臂至手腕轻轻挤捏和揉搓；用四指按摩新生儿手背，拇指从新生儿手掌心至手指尖，并用拇指、示指和中指轻轻提拉每根手指；同法抚触对侧上肢（图7-9-2）。

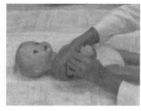 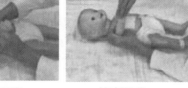 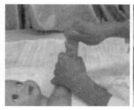 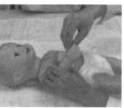

| 上臂→手腕 | 按摩手背 | 手掌心→指尖 | 提拉手指 |

图7-9-2　抚触上肢

5．下肢：双手握住新生儿一侧下肢，自大腿根部至踝部轻轻挤捏和搓揉；用拇指从新生儿脚后跟按摩足心至脚趾。同法抚触对侧下肢。

6．背部和臀部：新生儿俯卧，头偏向一侧。抚触者用四指指腹由背中线向两侧按摩，由上至下；用手掌自新生儿颈部向腰部按摩，结束前可用双手掌轻揉臀部。

⊕ 注意事项

1. 注意室温适宜，避免新生儿着凉。

2. 抚触应选择在新生儿沐浴后、晚上睡觉前、两次喂奶之间，清醒、不疲倦、不过饱、不饥饿、不烦躁时。

3. 每日抚触1～2次，每次10～15分钟。

4. 抚触时，应动作轻柔，力度适当。

5. 抚触时应通过目光、语言等与新生儿进行情感交流。

6. 抚触中如出现新生儿哭闹、肤色异常、呕吐等，应暂停抚触，经过安抚无好转，应停止抚触。

7. 根据不同季节，选用婴儿润肤油或润肤露为新生儿抚触和滋润皮肤。

（郝君颖　李　森）

视频讲解

第十节　如何为新生儿拍嗝？

　　新手爸妈经常会遇到这样的问题，宝宝吃完奶没多久就出现了吐奶或打嗝。新生儿打嗝是常见的生理现象，多数新生儿打嗝可呈阵发性或持续性，无需过度担心。本节将重点介绍如何为新生儿正确拍嗝。

✚ 新生儿胃部生理结构

　　新生儿胃容量小，所以新生儿喂养应少量多次，按需哺乳（只要新生儿饥饿或母亲奶胀就喂哺新生儿，喂奶间隔时间和持续时间没有限制）或24小时哺乳8～12次，平均2～3小时哺乳一次。新生儿胃部呈水平位，当开始行走时其位置逐渐变成垂直，由于胃部平滑肌发育不完善，在充满液体食物后，易使胃部扩张，由于贲门肌张力低，幽门括约肌发育较好，且自主神经调节差，容易引起呕吐，处理不当易出现窒息症状。

✚ 新生儿为什么会打嗝？

　　1. 新生儿神经系统发育不成熟，外界轻微的刺激即可引起神经冲动。新生儿打嗝就是膈肌受刺激而产生的动作，打嗝绝大多数发生在进食后。
　　2. 吃奶前吸入大量空气、喂养不当、奶速太快、太急、吃奶前哭闹都会造成打嗝。
　　3. 新生儿吃奶后或者初醒都会有打嗝现象，不会对生长发育造成不良影响，每次短暂的打嗝都会自行缓解。如果打嗝频繁，持续时间过久，就需要人为阻断。

✚ 如何给新生儿拍嗝？

　　1. 端坐拍嗝：将新生儿面对自己坐在大腿上，一只手掌托住宝宝的头颈部，另一只手手背弯曲，呈空心状，由下至上轻拍宝宝的背部即可（图7-10-1）。
　　2. 横抱拍嗝：一只胳膊将新生儿环抱，前臂弯曲托住新生儿头、颈部，使身体呈一条直线，腿部低于上身，另一只手呈空心状，由下至上轻拍宝宝的背部（图7-10-1）。

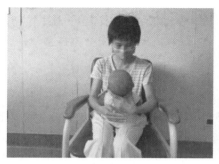
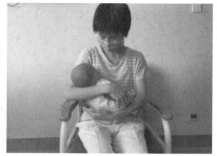

端坐拍嗝 横抱拍嗝

图 7-10-1 端坐拍嗝和横抱拍嗝

3．竖抱拍嗝：将口水巾放在操作者一侧肩头，一手托住宝宝头颈部，另一手托住臀部抱起宝宝，将宝宝头偏向一侧，靠在操作者肩头，使宝宝的双侧手臂在身体两侧，另一手呈空心状，由下至上轻拍宝宝的背部（图7-10-2）。

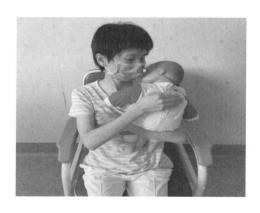

图 7-10-2 竖抱拍嗝

4．拍嗝时间一般在10分钟以内，有时会听到宝宝打嗝，如果没有也不必一直拍，因为喂养方法正确，拍不出嗝也是正常现象。通过拍嗝可以帮助新生儿把胃部多余空气排出，减少吐奶的概率。

（白爽爽　李　森）

第十一节　如何安抚哭闹的宝宝？

　　每当宝宝哭闹时，很多新手爸妈都感到手足无措。哭声是宝宝表达需求的重要方式，可能是排尿、排便，也可能是饥饿等原因，排除以上原因导致的哭闹，照顾者可通过"5S 安抚法"来安抚宝宝。0 ~ 1 岁是宝宝建立安全感和信任感的关键期，宝宝哭闹不止需要家长给予及时安抚，满足宝宝身体和心理的需求。

➕ 什么是"5S 安抚法"？

　　美国儿科医生、儿童成长专家哈维卡普提出安抚小婴儿的"5S 安抚法"。"5S 安抚法"是一整套模拟子宫环境的安抚手法。5 个 S 分别是：swaddling（包裹）；side/stomach position（侧卧 / 俯卧）；shushing（嘘声）；swinging（摇晃）；sucking（吸吮）。熟悉的环境可以更好地安抚不安的宝宝。

➕ 如何应用"5S 安抚法"？

1. 包裹法：swaddling（包裹）——真正完全的拥抱

准备一块方形的柔软布料，纱棉或稍有弹性的布料均可，按照图 7-11-1 步骤操作。

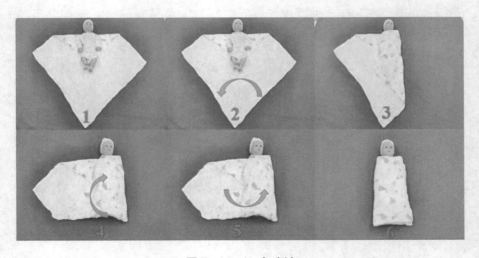

图 7-11-1　包裹法

包裹宝宝时要注意：

（1）一定要将包布紧贴孩子身体，让手臂呈垂直状放在身体两侧。

（2）裹紧胳膊的同时，一定要给腿部留有足够的空间。不建议"蜡烛包"式包裹方式，否则会把婴儿的髋关节紧紧裹住，非常容易使髋关节脱位或变形。

（3）包裹的时候不能太紧也不能太松，可以用手指在宝宝脖子后面试一下，如果两个手指刚好可以伸进包着的布里，这样的松紧度刚刚合适。

2. 侧卧法：side/stomach position（侧卧/俯卧）（图7-11-2）

（1）把宝宝的脸朝外抱住，使其呈侧卧状，这样宝宝可以回到在母体中时最熟悉的姿势。

（2）仰卧的姿势会让宝宝有一种往下掉的感觉，缺乏安全感，所以往往会哭得更厉害。

（3）安抚宝宝时，也不要让宝宝的脸对着妈妈的胸口，母乳的味道会让他们更加兴奋，难以停止哭闹。

3. 嘘声法：shushing（嘘声）——**婴儿最爱听的声音**（图7-11-2）

在使用嘘声的时候，一定要贴近婴儿的耳边，宝宝哭的声大，嘘声就相应增大，这样才能起到安抚作用。医生研究证明，宝宝在子宫内听到的声音有80～90分贝，大约是家用吸尘器的音量大小，因此大声的嘘声能够更好地安抚宝宝。

4. 摇晃法：swinging（摇晃）——**来回摇摆让婴儿更快乐**（图7-11-2）

用手托着宝宝的头和脖子小幅度摇晃，摇晃动作要快速短促，不要过度摇晃。

5. 吸吮法：sucking（吸吮）（图7-11-2）

吸吮包括吃手、哺乳、奶瓶、安抚奶嘴等。

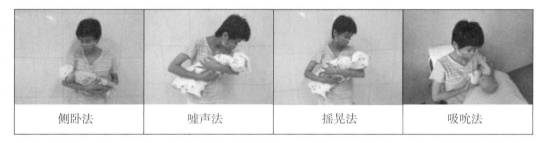

| 侧卧法 | 嘘声法 | 摇晃法 | 吸吮法 |

图7-11-2　4种安抚法

（白爽爽　李　森）

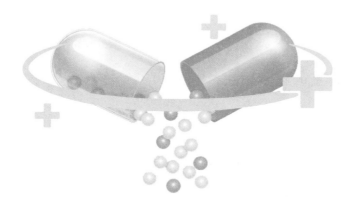

第八章

慢性病患者自我健康管理

第一节　脑卒中患者早期如何摆放肢体位置？

患脑卒中早期，由于生命体征不稳定、瘫痪肢体不能活动等原因，脑卒中患者常需要被迫卧床。在此阶段，为了防止压疮等并发症的发生，维持肢体关节活动度，为后期进行肢体功能恢复及康复治疗做好准备，正确摆放患者肢体位置至关重要，并每隔 1 ～ 2 小时为患者翻身一次。

⊕ 仰卧位肢体位置的摆放方法

1. 头下垫枕，注意高度不要过高，避免颈部过度屈曲。
2. 在瘫痪侧肩膀和上肢下垫一长枕，保持肩胛骨前伸。上肢及手指伸展平放于枕上。
3. 手掌下放一毛巾卷，保持腕关节背屈，五指分开。
4. 瘫痪侧臀部垫起，将长毛巾卷起垫在大腿外侧，防止下肢向外展开及向外旋转。
5. 膝下垫毛巾卷，保持膝关节微屈。
6. 踝关节下垫一软枕，保持患腿抬高。

⊕ 健侧卧位肢体位置的摆放方法（健侧在下方）

1. 头用枕头支撑，枕头不宜过高。
2. 更换体位时，让患者健侧手握住瘫痪侧手，辅助者帮助患者屈起瘫痪侧下肢。在患者肩膀和骨盆处辅助向健侧翻身。
3. 患者躯干与床面垂直，身后可以放置长枕或被子支撑以保持稳定的侧卧位。
4. 瘫痪侧上肢放松前伸，肘、腕关节伸展，手指伸开，放于长枕上。
5. 瘫痪侧下肢在前，屈髋屈膝放在枕上，健侧下肢在后自然屈曲（图 8-1-1）。

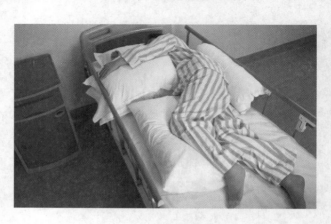

图 8-1-1　健侧卧位肢位摆放示范

⊕ 患侧卧位肢体位置的摆放方法（瘫痪侧在下）

1. 头部用枕头支撑，以舒适为宜。
2. 仰卧位下，将瘫痪侧上肢外展，瘫痪侧下肢膝关节屈曲。
3. 更换体位时，让患者健侧脚蹬床，拉健侧手辅助向患侧翻身。
4. 患者躯干稍后仰，身后可放一长枕支撑身体。
5. 瘫痪侧肩膀及上肢向前伸，避免肩部受压。掌心朝上，五指伸开。
6. 健侧上肢放在躯干上呈自然放松状态。
7. 瘫痪侧下肢伸展，膝关节轻度屈曲放于床上。
8. 健侧下肢屈髋屈膝，向前跨过瘫痪侧放于长枕上（图8-1-2）。

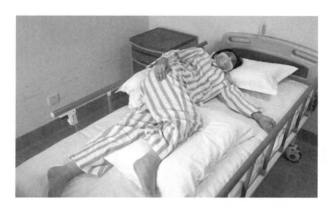

图8-1-2 患侧卧位肢位摆放示范

⊕ 床上坐位肢体位置的摆放方法

1. 用被子或枕头支撑背部以帮助患者脊柱伸展、身体坐直，将重量均匀分布在两臀。
2. 将长毛巾卷起垫在患侧大腿的外下方，以防止下肢向外展开及向外旋转。
3. 膝下垫毛巾卷，保持膝关节微屈。
4. 在患者前方放置桌子，将双上肢放于桌上。

（李湘淼）

视频讲解

第二节　脑卒中患者如何进行吞咽功能训练？

吞咽功能障碍是指不能将食物和水顺利咽下的一种临床症状，表现为咽下困难或不能吞咽，是脑卒中患者最常见的并发症之一。早期进行功能康复训练，锻炼吞咽器官的主动活动范围、力量和耐力，可促进吞咽功能恢复，降低并发症的发生率。吞咽功能康复训练主要是针对面部、口腔、咽喉部肌肉的强化练习，特别是舌肌的训练。

1．口腔操

加强唇、舌、下颌的力量及协调性，提高口腔对食团的控制能力。包括噘嘴、示齿（呲牙）、交替鼓腮、伸缩舌、卷舌、张口、闭口等灵活口腔动作，5～8分/次，3次/天。

2．增强舌根力量，可以做 Masako 训练法

Masako 训练又称舌制动吞咽法，可增加舌根力量，延长舌根与咽喉壁的接触时间，促进咽后壁肌群代偿性向前运动。

具体方法：将小部分舌体固定于牙齿之间，让老年人做吞咽动作。此方法主要用于咽后壁向前运动较弱的吞咽障碍的人群，但此方法会增加误吸的危险，因此避免在进食过程中进行训练（图 8-2-1）。

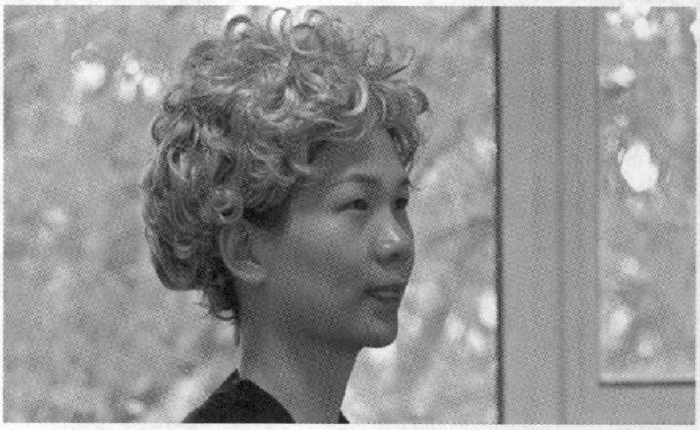

图 8-2-1　Masako 训练法

3．针对咽部环咽肌失弛缓，可以做 Shaker 训练

Shaker 训练有助于提升食管括约肌的力量，通过强化口舌及舌根的运动范围，增加食管括约肌的开放，减少下咽腔食团内的压力，减少吞咽后食物残留和误吸（图 8-2-2）。

训练方法一：卧位，抬头，肩不离床面，看自己的脚趾，保持 1 分钟，头放松回到原位，保持 1 分钟，10 个/组，做 3 组（根据自己的情况，适当休息）。

训练方法二：坐位，辅助者按住患者的额头，向后用力，患者低头向下抗阻，保持30秒，放松回到中立位，10个/组，做3组。

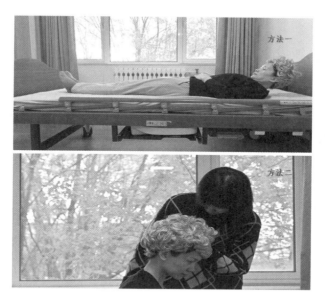

图 8-2-2　Shaker 训练

4．改善整体吞咽的协调性可用门德尔松吞咽法

对于喉部可以上抬的老年人，当吞咽时让其感受喉向上的运动，同时保持喉上抬状态，保持此动作数秒，再重复以上动作。

（韩凤萍）

第三节　慢性阻塞性肺疾病患者如何进行
呼吸及排痰训练?

　　慢性阻塞性肺疾病患者由于肺气肿的病理改变，膈肌活动受限，在安静时也常代替性使用胸式呼吸，甚至动用辅助呼吸肌进行呼吸，形成浅快的病理性呼吸模式，加重氧耗及身体负担。由于细支气管长期炎症、排痰能力差、长期卧床等原因，容易导致反复感染。因此，帮助患者重建正确的腹式呼吸模式，进行呼吸及排痰功能训练至关重要。

⊕ 腹式呼吸训练方法（图 8-3-1）

　　1. 患者处于舒适放松姿势，半卧位。
　　2. 辅助者将手放置于患者上腹部（肋骨下方的腹直肌上）。

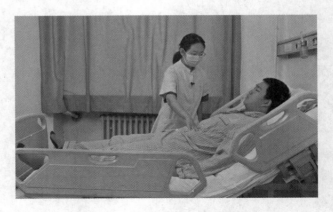

图 8-3-1　腹式呼吸训练动作示范

　　3. 让患者用鼻缓慢地深吸气，患者的肩部及胸廓保持不动，吸气同时鼓起腹部。
　　4. 然后让患者缓慢呼气，辅助者手置于患者上腹部，协助下压腹部，嘱患者将空气缓慢地排出体外。
　　5. 重复上述动作 3 ~ 4 次后休息，不要让患者换气过度。
　　6. 嘱患者将手放置于腹直肌上，体会腹部的运动，吸气时手上升，呼气时手下降。
　　7. 当患者掌握动作要领后，让患者用鼻吸气，以口呼气。
　　8. 嘱患者在各种体位下及活动时练习腹式呼吸。

⊕ 缩唇呼吸训练方法

患者经鼻腔吸气，经嘴呼气。呼气时缩唇呈吹口哨样，发"夫——"音的同时缓慢地将气体呼出。吸呼气时间比从 1∶2 开始，如吸气 2 ~ 3 秒，呼气 4 ~ 6 秒，通过训练达到 1∶（3 ~ 5）、频率 10 次/分的目标。可通过用手感觉呼出气体、吹乒乓球等方法进行练习。

⊕ 呼吸肌强化训练方法

1. 腹肌训练： 腹肌是最主要的呼气肌，慢阻肺患者常有腹肌无力。训练时患者取仰卧位，腹部放置沙袋作挺腹练习（腹部在吸气时隆起，呼气时下陷），开始为 1.5 ~ 2.5 kg，以后可以逐步增加至 5 ~ 10 kg，每次练习 5 分钟。

2. 吹蜡烛法： 将点燃的蜡烛放在距离口唇 10 cm 处，吸气后用力吹蜡烛，使蜡烛火焰飘动。每次训练 3 ~ 5 分钟，休息数分钟，再反复进行。每 1 ~ 2 天将蜡烛与口唇的距离加大，直到距离增加到 80 ~ 90 cm。

⊕ 有效咳嗽训练

有效咳嗽是为了排出呼吸道阻塞物并保持肺部清洁，是慢阻肺患者康复训练的一个重要部分。

1. 患者处于放松舒适姿势坐位或身体前倾，颈部稍微屈曲。
2. 先做深吸气，后屏气几秒钟。
3. 随后连续爆发式咳嗽两次。

腹肌无力者可通过辅助者手法协助咳嗽，辅助者手掌置于患者上腹部，患者尽可能深吸气，在咳嗽时，辅助者向内、向上压迫腹部（图 8-3-2）。

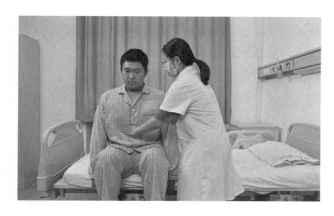

图 8-3-2 辅助有效咳嗽训练动作示范

（李湘淼）

第四节　慢性阻塞性肺疾病患者如何进行呼吸操训练?

呼吸肌是指与呼吸运动有关的肌肉,包括肋间肌、膈肌、腹壁肌、胸锁乳突肌、背部肌群、胸部肌群等。对阻塞性肺气肿、支气管哮喘和慢性支气管炎患者而言,在呼吸康复训练中进行呼吸肌的锻炼是必需且重要的康复医疗步骤。

呼吸肌牵张体操,是以牵张呼吸肌为目的的体操,简称呼吸操。呼吸操锻炼能够有效提高呼吸肌的肌力及耐力,改善患者呼吸能力,并预防呼吸肌疲劳及通气衰竭的发生。本节将重点介绍呼吸操的详细动作。

第一节:耸肩运动
1. 用鼻子吸气,同时缓慢耸肩。
2. 吸气到最大限度时,边用嘴呼气,边放松双肩,同时下沉肩胛骨。

第二节:胸廓扩张
1. 双手放在胸腔上部。
2. 先将气体呼尽,然后边吸气边将头向后仰。双手向下压,同时双肘向后拉,牵引胸廓。
3. 吸气到最大限度后,呼气胸廓恢复原位。

第三节:上肢伸展
1. 双手交叉放于头后吸气。
2. 边呼气,边将双臂向后上方伸展。
3. 呼气到最大限度,然后吸气,双臂恢复原位。

第四节:含胸弓背(图 8-4-1)
1. 双手交叉放于胸前,先将气体呼尽。
2. 边吸气,边将双臂向前伸展。含胸,后背拱起。
3. 然后呼气,同时将手和躯干恢复原位。

第五节:体侧运动
1. 一只手叉腰,另一只手放在头后。
2. 先吸气,然后边呼气边向叉腰侧侧屈躯干。
3. 吸气时缓慢还原。
4. 平静呼吸时双手位置交换,然后进行对侧侧屈。

第六节：挺胸伸展（图 8-4-2）

1. 双手在背后交叉。

2. 先吸气，然后边呼气边将双臂向后伸展，挺胸抬头并稍向后仰。

3. 呼气到尽头后恢复原位。

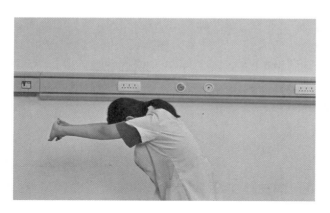

图 8-4-1　呼吸操动作第四节示范

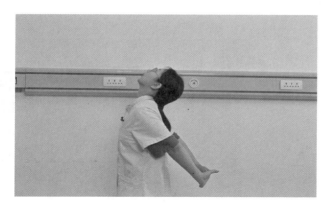

图 8-4-2　呼吸操动作第六节示范

　　动作中缓慢地用鼻吸气，用口呼气，配合腹式呼吸及缩唇呼吸。循序渐进，根据自身的身体条件进行适当锻炼，每个动作 4 次 / 组，每天做 3 组为宜，注意避免过度疲劳。

（李湘淼）

视频讲解

第五节 慢性阻塞性肺疾病患者如何进行家庭氧疗?

家庭氧疗多用于患有慢性阻塞性肺疾病（简称慢阻肺）的患者,是指在病情稳定的状态下,需要长期或终生吸入氧气,且每天连续吸入低流量氧气≥ 15 小时。通过长期家庭氧疗,可以改善慢阻肺患者的血氧状况,纠正慢性呼吸衰竭,缓解气道痉挛,改善通气功能障碍,有利于提高患者的生存率和生活质量。

⊕ 吸氧的方法

1. 检查一次性吸氧管在有效期,包装完好。用湿棉签清洁鼻腔。
2. 检查氧气装置有无漏气。
3. 连接湿化瓶,向湿化瓶内倒入 1/2 ~ 2/3 灭菌蒸馏水（在家中使用冷开水即可）,将湿化瓶拧紧（图 8-5-1）。

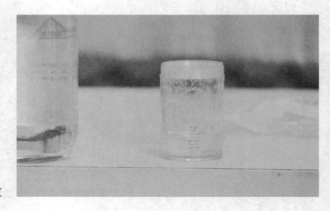

图 8-5-1　湿化瓶内水位

4. 打开吸氧管包装,连接至流量表,打开流量开关,根据自身情况调节流量,一般为 0.5 ~ 2.0 升 / 分。
5. 将鼻导管前端用眼睫毛检查是否有气流感以确保其通畅,放入患者鼻腔妥善固定（图 8-5-2）。
6. 吸氧过程中观察患者面色、口唇颜色、呼吸次数、吸氧效果。
7. 停止吸氧时,先拔出吸氧管,再关闭氧气开关,清洁鼻腔。记录吸氧时间。

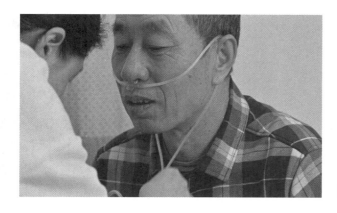

图 8-5-2　固定鼻导管

家庭氧疗指征

不是所有慢阻肺患者都需要家庭氧疗，开始氧疗前应听取专业医生的意见。慢阻肺稳定期的患者，如有以下任一项，均需进行家庭氧疗。

1. 静息状态下动脉血氧分压（PaO_2）≤ 55 mmHg 或动脉血氧饱和度（SaO_2）≤ 88%，有或没有高碳酸血症。

2. PaO_2 为 55 ~ 60 mmHg 或 SaO_2 < 89%，并有肺动脉高压、水肿或红细胞增多症。

家庭氧疗的注意事项

1. 选择合适的氧流量和吸氧时间。长期氧疗时，应使用达到氧疗目标所需的最低氧流量，一般为 0.5 ~ 2.0 升 / 分；居家氧流量初始应为 1.0 升 / 分，30 分钟后以 1 升 / 分的增量进行调节，直至 SpO_2 > 90%，具体根据患者的血气分析结果确定；每天用氧时间 ≥ 16 小时。

2. 做好清洁消毒工作。湿化瓶或制氧机湿化水箱建议每天更换 1 次湿化水，并且清洗湿化瓶或湿化水箱，避免吸氧者因使用湿化瓶或湿化水箱内被细菌污染的水而发生感染。

3. 以家庭氧疗开始前的动脉血气检测结果作为基线，开始氧疗后第 3 个月和第 12 个月复查动脉血气，随后每年至少进行 1 次动脉血气检测。

4. 使用氧气时，应先调节好流量后再戴上吸氧导管；停止氧气时，应先拔出导管，再关闭氧气开关。中途改变氧流量，应先分离鼻导管与湿化瓶的连接处，调节好氧流量后再重新连接，避免因调节错误导致大量氧气进入呼吸道损伤肺部组织。

5. 注意用氧安全。氧气是易燃易爆物品，用氧一定要注意防火防热。做到"四防"，即防震、防火、防热、防油，氧气瓶应放置在阴凉处，并远离烟火和易燃品，距明火至少 5 米，距暖气 1 米；在搬运时要避免倾倒及碰撞，以防爆炸。

（李爱华）

第六节　如何自行注射胰岛素？

胰岛素笔是一种笔型的胰岛素注射装置，患者在使用时只需将剂量按钮调节到所需的剂量单位，然后把针头扎入皮下组织中，将剂量按钮按压到底就可以完成注射。

➕ 胰岛素注射方法

1. 注射前洗手，准备用物包括胰岛素、胰岛素笔、胰岛素笔用针头、棉签、75% 医用酒精。

2. 检查 75% 医用酒精、棉签、胰岛素笔用针头的有效期，仔细核对胰岛素类型、剂量、性状、有效期，检查胰岛素笔的功能状态。

3. 安装胰岛素笔芯，打开笔帽，拧开笔芯架，将胰岛素笔芯装入并拧紧。

4. 预混胰岛素在使用前需摇匀，将胰岛素笔平放在手心中，水平滚动 10 次（图 8-6-1）；然后肘关节和前臂上下摆动 10 次，使胰岛素笔芯内药液充分混匀，直至预混胰岛素混合成均匀的乳白色液体。

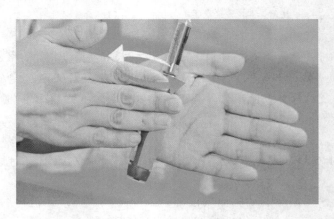

图 8-6-1　水平滚动胰岛素

5. 安装针头并排气。用 75% 医用酒精消毒胰岛素笔芯的橡胶皮塞 1 次，打开针头，安装针头，弃去小针帽，将剂量调节旋钮拧 2 个单位，针尖向上直立，轻弹笔杆，使空气聚集在胰岛素笔芯的顶部，按压注射活塞，至 1 滴药液溢出。

6. 根据医嘱调节胰岛素注射剂量，转动胰岛素笔旋钮，调节治疗剂量的单位（图 8-6-2）。

7. 检查胰岛素注射部位的皮肤，避开皮下硬结、肌肉萎缩、红肿、瘀斑部位。

8. 用 75% 医用酒精消毒注射部位皮肤 2 遍，待干。

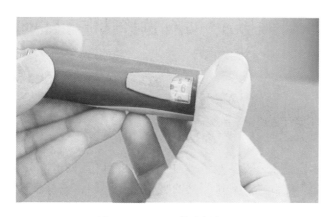

图 8-6-2　调节注射剂量

9. 右手握胰岛素笔，露出剂量调节窗，垂直快速进针，右手拇指按压注射键，缓慢均匀推注药液，注射完毕后右手拇指不动，停留 10 秒，再顺着进针方向快速拔出针头。

10. 将针头从注射笔上取下，单手套外针帽，丢弃在锐器收纳盒中，减少针刺伤的风险。

胰岛素注射笔使用注意事项

1. 一人一笔，不能共用。患者之间绝对不能共用胰岛素注射笔的笔芯。
2. 使用前及更换笔芯后均应排尽笔芯内空气。
3. 不使用聚维酮碘（碘伏）消毒，碘伏消毒可影响胰岛素的活性。
4. 开封后的胰岛素使用前要检查剩余药液是否满足此次治疗剂量。
5. 在注射药物拔出针头前至少停留 10 秒，从而确保药物全部被注入体内，同时防止药液渗漏。
6. 胰岛素针头一次一换，重复使用胰岛素针头可能会引起感染、注射疼痛、皮下脂肪增生、针头堵塞等问题。

（李爱华）

视频讲解

第七节　如何选择胰岛素注射部位？

注射推荐部位

宜选用皮下脂肪丰富且无较多神经、血管分布的部位进行注射，避开皮下脂肪增生、炎症、水肿、溃疡或感染部位。不同部位的吸收速度不同，安静情况下从快到慢分别是：腹部＞上臂＞大腿＞臀部。

1．腹部：以耻骨联合以上约 1 cm、肋缘以下约 1 cm 为腹部边界，脐周 2.5 cm 以外的双侧腹部。注意不能靠近两侧腰部，靠近腰部的位置皮下组织的厚度变薄，容易注射到肌肉。

2．上臂：上臂外侧中 1/3 的部位。

3．大腿：双侧大腿前外侧上端 1/3 的部位；不能靠近膝盖，因为大腿上端外侧的皮下组织较厚，且远离大血管和坐骨神经。

4．臀部：双侧臀部上端外侧，该部位的皮下组织丰富，肌内注射风险低。

注射部位的轮换

长期注射胰岛素需要进行注射部位的轮换，同一注射点多次注射会出现皮下硬结和脂肪萎缩，如果继续在硬结处注射，胰岛素不会被吸收，不利于血糖控制。

轮换方案一：将注射部位分为四个等分区域（上臂、大腿或臀部可等分为两个等分区域），每次使用一个等分区域，每次按顺时针方向轮换（图 8-7-1）。

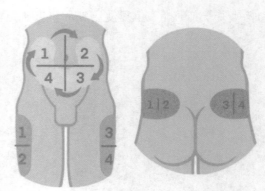

图 8-7-1　轮换方案一

轮换方案二：一个等分区域使用 1 周，第 2 周按顺时针方向轮换到下一等分区域。在任何一个等分区域内注射时，连续两次注射应间隔至少 1 cm（或大约成人一个手指的宽度）的方式进行轮换，以避免重复组织创伤（图 8-7-2）。

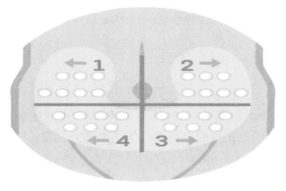

图 8-7-2　轮换方案二

⊕ 不同胰岛素注射时间（表 8-7-1）

表 8-7-1　不同胰岛素注射时间

注射时间	药物名称
餐前即刻注射	门冬胰岛素、赖脯胰岛素、谷赖胰岛素、门冬胰岛素 30 注射液（诺和锐 30）、门冬胰岛素 50 注射液（诺和锐 50）、精蛋白锌重组赖脯胰岛素注射液（50R）（优泌乐 50）、德谷门冬双胰岛素注射液
餐前 15～30 分钟注射	生物合成人胰岛素注射液（诺和灵 R）、精蛋白生物合成人胰岛素注射液（诺和灵预混 30R、诺和灵预混 50R）、人胰岛素注射液（优泌林 R）、精蛋白锌重组人胰岛素混合注射液（优泌淋 70/30）、重组人胰岛素注射液（甘舒霖 R）、30/70 混合重组人胰岛素注射液（甘舒霖 30R）
睡前注射	精蛋白生物合成人胰岛素注射液（诺和灵 N）、低精蛋白重组人胰岛素注射液（甘舒霖 N）、精蛋白锌重组人胰岛素注射液（优泌林 N）
固定时间注射	地特胰岛素、甘精胰岛素注射液、重组甘精胰岛素注射液（长秀霖）、德谷胰岛素

⊕ 胰岛素的贮藏

1. 未开封的胰岛素需储藏在冰箱 2～8 ℃的环境中，避免冷冻和阳光直射，防止剧烈震荡。使用前 30 分钟，建议将胰岛素放至室温进行复温，注射低温胰岛素会导致注射疼痛，切忌直接将冰箱里的胰岛素拿出后直接进行注射。

2. 在有效期内的胰岛素开封使用后可在室温下（15～30 ℃）贮存 30 天或按照厂家的建议贮存。如外出乘飞机，请随身携带。

（李爱华）

第八节　糖尿病患者如何自测血糖？

血糖是糖尿病诊断和病情控制效果的重要衡量指标，血糖自测是糖尿病患者居家自我监测的必备技能。如果操作不当，经常出现血糖检测结果不准确的现象，影响治疗用药效果。

⊕ 自测血糖方法

1. 洗手，准备血糖仪、血糖试纸、采血针、75% 医用酒精。
2. 检查 75% 医用酒精、棉签、血糖试纸在有效期，检查血糖仪功能正常。酒精开瓶后需注明起止日期，有效期为 7 天。
3. 反复搓揉准备采血的手指，直至血运丰富。
4. 安装血糖试纸，取一条试纸插入机内，注意手指不可触及试纸测试区和芯片区（图 8-8-1）。用 75% 酒精消毒指腹，待干。

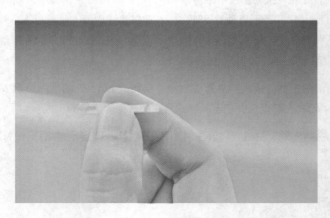

图 8-8-1　手指不可触及试纸测试区和芯片区

5. 取下采血针帽，采血针紧挨指腹，按动弹簧开关，针刺指腹。从手指两侧取血最好，不要过分挤压，以免组织液挤出与血标本相混而导致血糖测试值偏低。
6. 采血后第一滴血用无菌棉签擦拭弃去，用第二滴血测试。用试纸测试区域吸一滴饱满的血滴（图 8-8-2），等待血糖读数结果。注意不要追加滴血，否则会导致测试结果不准确。

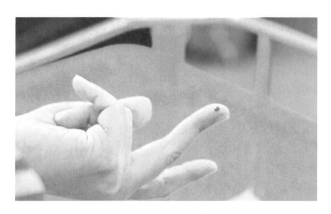

图 8-8-2　饱满的血滴

7. 采血后用棉签按压针刺部位 10 秒。
8. 弃去试纸、采血针，关闭血糖仪。

⊕ 自测血糖的注意事项

1. 空腹状态是指至少 8 小时没有进食任何含热量的食物。注意要保证前一日晚餐后到第二天清晨测血糖时，空腹时间不超过 12 小时，超过 12 小时的"超空腹"状态会影响检测结果。

2. 餐后 2 小时血糖要从吃第一口饭开始计算时间。

3. 血糖仪检测结果如出现"Hi"，则表示血糖高值测不出，一般表示血糖 ≥ 33.3 mmol/L。如出现"Low"，则表示血糖低值测不出，血糖 ≤ 1.6 mmol/L。此时采取相应的措施紧急处理措施，并到医院就诊（每个血糖仪的高值和低值具体参见说明书）。

⊕ 血糖仪的正确存放

血糖仪存放在正常室温下即可，避免磕碰、强磁场环境。血糖仪允许运行的温度为 10 ~ 40 ℃，湿度为 20% ~ 80%（具体温度、湿度参见说明书），过冷、过热、过湿均会影响其准确性。血糖仪日常使用软布蘸清水清洁，不要使用清洁剂清洗或将血糖仪浸入水中或用水冲洗，以免损坏。

⊕ 妥善保管血糖试纸

血糖试纸要放在密闭盒内，在干燥、阴凉、避光的地方保存，避免其变质。试纸开封后记录开封时间，在开瓶有效期内使用，开瓶后的有效期见血糖仪说明书。

⊕ 掌握血糖正确检测时间点

1. 采用生活方式干预控糖的患者，可根据需要进行血糖监测，以了解饮食控制和运动对血糖的影响，从而调整饮食和运动方案。

2. 使用口服降糖药者，可每周监测 2 ~ 4 次空腹或餐后 2 小时血糖。

3. 使用胰岛素治疗者，可根据胰岛素治疗方案来进行血糖监测。使用基础胰岛素的患者应重点监测空腹血糖；使用预混胰岛素者应重点监测空腹和晚餐前血糖。

（李爱华）

第九节　糖尿病患者如何保护自己的双足？

糖尿病足是指初诊糖尿病或已有糖尿病病史的患者足部出现感染、溃疡或组织破坏，通常伴有下肢神经病变和（或）周围动脉病变，是导致糖尿病患者残疾和降低生活质量的主要原因。调查发现，我国 50 岁以上糖尿病患者 1 年内新发足溃疡率为 8.1%，治愈后的糖尿病足患者 1 年内新发足溃疡率为 31.6%。加强患者自我行为管理，保持足部清洁，是预防糖尿病足的溃疡发生和复发的重要手段。

➕ 足部日常护理

1. 每日检查双足，观察是否有水疱、皮损，足趾间是否有糜烂等，必要时可借助镜子。

2. 洗脚水温应低于 37 ℃，不可用手或脚直接试水温，可以用本人的手肘试温，或者用水温计测量水温；洗脚时间不要超过 5 分钟；用浅色柔软的毛巾擦干双足（尤其是足趾缝），擦脚后检查毛巾是否有血迹。

3. 若足部皮肤干燥，可以使用油膏类护肤品，但避免用于足趾间。

4. 每日穿鞋前先检查鞋内有无异物或异常，不赤脚穿鞋，不赤脚走路。

5. 剪趾甲不要过度，使用趾甲剪沿直线剪趾甲，不要剪得太短，或剪得有尖角；如果看不到或够不着趾甲，由照顾者帮忙修剪。

6. 避免自行修剪胼胝或用化学制剂来处理胼胝或鸡眼，由专业人员修除胼胝或过度角化的组织。

7. 不宜用热水袋、电热器等物品直接接触足部。

8. 至少每年 1 次到医院检查足部；一旦出现青紫、刮伤或疼痛，应及时就医。

➕ 鞋的选择（图 8-9-1）

1. 鞋应选择圆形鞋头、内部空间宽大、鞋面柔软、鞋底防滑、鞋垫柔软、没有明显的接缝，有鞋带或胶贴。

2. 避免穿漏趾凉鞋、高跟鞋和尖头鞋。

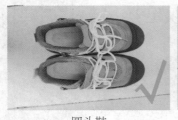
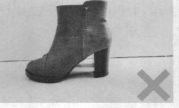
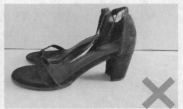

圆头鞋 √　　　　　高跟鞋 ✕　　　　　漏趾凉鞋 ✕

图 8-9-1　鞋的选择

3. 选择下午或傍晚时买鞋，双足同时试穿。新鞋穿 20 ~ 30 分钟后应脱下检查双脚是否有压红的区域或摩擦的痕迹。新鞋从每天穿 1 小时开始逐渐增加时间，确保及时发现潜在的问题。

⊕ 袜子的选择（图 8-9-2）

1. 选择棉质或羊毛质地、袜口宽松、干净浅色袜，做到每天更换。
2. 袜子不要太大，太大的袜子容易有折痕或滑移而造成擦伤。
3. 不穿太紧的袜子或高过膝的袜子，袜口不能太紧。
4. 袜子内面应平整，无粗糙接口缝线、破洞或补丁，不要反穿袜子。

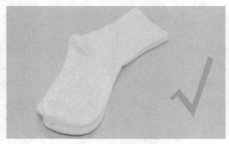
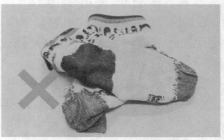

袜口宽松的浅色袜子 √　　　　　有粗糙接口缝线及补丁的袜子 ✕

图 8-9-2　袜子的选择

（吴　莎）

第十节　如何居家护理动静脉内瘘？

动静脉内瘘是血液透析患者的生命线，是血液透析患者最常用的永久性血管通路，做好动静脉内瘘的居家护理是保持动静脉内瘘良好功能、延长动静脉内瘘使用时间的最重要环节。本节将重点介绍动静脉内瘘的居家护理要点。

➕ 早期功能锻炼

1. 内瘘术后1周，每天做握拳运动或手握橡皮握力圈，每天3～4次，每次10～15分钟。
2. 内瘘术后2周，进行束臂握拳运动，即在吻合口上方近心端（如上臂），用手、止血带或血压袖带轻轻加压至内瘘血管中度扩张，同时进行握拳或握橡皮握力圈，1分钟后解除压力，然后再次加压，如此循环练习，每次1～15分钟，每天2～3次。

➕ 日常自我观察

1. 每日观察内瘘侧肢体有无红、肿、热、痛及温度。
2. 每日触摸血管弹性及内瘘震颤是否正常。
3. 每日把内瘘侧的手放于对侧耳边听血管杂音，如果声音变小或者听不到声音，请马上联系医生。

➕ 透析前护理

1. 保持内瘘侧肢体的清洁，每次透析前用肥皂水将内瘘侧肢体清洗干净。
2. 穿宽松、易穿脱的衣服。

➕ 透析后护理

1. 透析结束后，穿刺点用棉球及压力带进行压迫止血。压迫15～20分钟，观察确定棉球无渗血后，先松解静脉穿刺点观察无渗血，再松解动脉穿刺点，如仍有出血则继续压迫，直至穿刺点不再出血。
2. 透析后敷料覆盖穿刺处24小时，穿刺部位避免接触水，防止感染。

3. 如动静脉内瘘处发生血肿，先在 24 小时内进行冰敷，24 小时后再进行热敷以促进血肿吸收，淤血严重时可外涂多磺酸黏多糖（喜疗妥）软膏，或将新鲜的马铃薯洗净擦干，切成薄片，中央挖一小孔以避开穿刺点，将切片紧贴于穿刺部位皮肤，待干燥后随时更换，每日 2 次，每次 30 分钟。

⊕ 内瘘保护（图 8-10-1）

1. 避免内瘘侧肢体受压、提重物、戴手表。
2. 注意睡姿，避免压迫内瘘侧肢体，不要将内瘘侧肢体放到身体下面或枕头下面。可平卧位或对侧卧位。

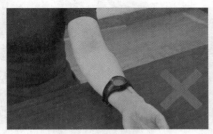
避免内瘘侧肢体戴手表

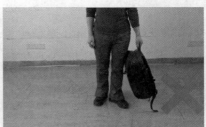
避免内瘘侧肢体提重物

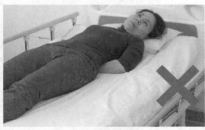
避免内瘘侧肢体放到身体下面

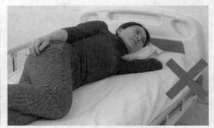
避免内瘘侧肢体放到枕头下面

图 8-10-1　错误姿势

3. 避免穿紧袖口上衣。
4. 避免肢体长时间暴露于过冷或过热的环境。
5. 注意保护内瘘，避免碰撞等外伤（图 8-10-2）。
6. 禁止在内瘘侧肢体测血压、采血、静脉注射、输血或输液（图 8-10-2）。

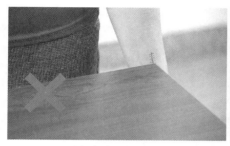
避免内瘘处被碰撞

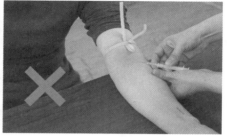
避免内瘘侧肢体抽血

图 8-10-2　错误做法

（吴　莎）

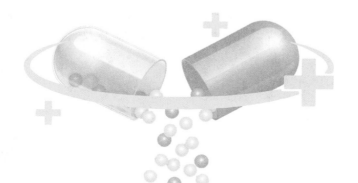

第 九 章

传染病患者自我
健康管理

第一节　得了麻疹怎么办?

麻疹是由麻疹病毒引起的急性呼吸道传染病。临床症状有发热、咳嗽、眼结膜充血、口腔黏膜科氏斑（又称麻疹黏膜斑）及皮疹。麻疹好发于冬春季节，多见于儿童，易并发支气管肺炎、喉炎、心肌炎、肝损害等。

麻疹以发热、皮疹为主要表现，居家照护者可以通过对患者的体温监测、皮疹形态和出现顺序来进行识别。一旦识别出患者出现并发症，应及时送至医院进行进一步治疗，促进康复。

⊕ 麻疹的识别方法

1. 发热：在出疹前 3 ~ 4 天，体温可达 39 ~ 40 ℃，伴有咳嗽、流涕、流泪、咽部充血等卡他症状。

2. 眼部表现：在出疹前 3 ~ 4 天，眼睛出现畏光、流泪、结膜炎，下眼睑边缘有一条明显充血的红线。肌肉协调能力下降。

3. 科氏斑：在发病 2 ~ 3 天，出现于双侧近第 1 磨牙的颊黏膜上，为米粒大小的小白点儿，周围有红晕，该斑点逐渐增多，可互相融合成片，一般 2 ~ 3 天内消失，是早期诊断麻疹的重要标志（图 9-1-1）。

4. 皮疹：开始于耳后、颈部，沿着发际边缘，接着向下发展至面部、躯干及上肢，第 3 天可累及下肢及手心、足心。开始为稀疏不规则的淡红色斑丘疹，疹间皮肤正常，严重者皮疹融合，皮肤水肿，面部水肿变形。出疹一般持续 3 ~ 5 天（图 9-1-2）。

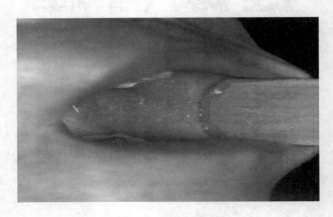

图 9-1-1　查看科氏斑

图 9-1-2　麻疹皮疹

➕ *麻疹患者的居家护理*

　　1．**休息及饮食**：患者多卧床休息，进食高热量、易消化、清淡的流质饮食，多补充水分，利于散热。房间每日通风 2 次，保持室内安静、床单位整洁，如果出汗较多，及时更换衣服。

　　2．**皮肤护理**：出疹期常有皮肤瘙痒，应剪短指甲，勿搔抓皮肤，以免抓伤。皮肤瘙痒者可局部涂擦炉甘石洗剂止痒。保护眼睛，必要时可用生理盐水冲洗眼睛。注意口腔卫生，用生理盐水漱口。

　　3．**发热护理**：患者在出疹期出现高热，一般无需退热，以免影响皮疹出透，可以采用物理降温方法，如温水擦浴、冰袋。若体温在 39.5 ℃以上，可考虑给予少量退热药。

　　4．**识别麻疹并发症**：当患者出现声音嘶哑、犬吠样咳嗽时，应考虑喉炎，预防窒息；当出现持续高热、咳嗽加剧、肺部湿啰音时，应考虑肺炎；若患者出现意识改变、惊厥、突然昏迷，应考虑脑炎的可能。应密切观察，及早送至医院做进一步处理。

（吴　丹）

视频讲解

第二节　如何为水痘患者进行皮肤护理？

　　水痘是由水痘－带状疱疹病毒感染所引起的儿童常见的急性传染病，主要以全身分批出现的皮疹为特点，皮疹以斑疹、丘疹、疱疹、结痂为其演变过程，好发于冬春季节，一般恢复较好。

　　居家期间做好皮肤护理，能帮助患者预防感染，促进患者康复，起到较好的作用。

➕ 水痘患者皮疹的特点

　　皮疹先见于头部及躯干部，头部、躯干部密集而四肢皮疹散在，呈向心性分布。皮疹初为红色斑疹，数小时后变为丘疹，再经数小时后成为疱疹（图9-2-1）。疱疹为椭圆形，壁薄，周围有红晕，疱疹液透明，数小时后液体变浑浊。皮疹处常伴瘙痒，1～2日后，疱疹从中心开始干枯和结痂，持续1周左右痂皮脱落，一般不留瘢痕。

　　水痘皮疹分批、连续出现，每批历时1～6日，因此在同一部位可见斑疹、丘疹、疱疹和结痂同时存在，俗称"四世同堂"（图9-2-2）。部分患者皮疹也可发生口腔、咽喉、结膜和阴道黏膜，破溃后形成溃疡，常有疼痛。该病为自限性疾病，10天左右可自行恢复。

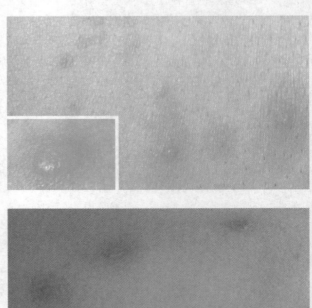

图 9-2-1　水痘疱疹

图 9-2-2　水痘皮疹"四世同堂"

1．居家环境：居室应保持整洁，定时通风和换气。

2．休息：皮疹较多、伴有发热等症状者应卧床休息。

3．饮食：给予易消化的饮食，避免辛辣及刺激性食物，保证充足的水分摄入。

4．皮疹护理

（1）关注皮疹出现的时间、顺序、部位、形态、持续时间及进展情况。

（2）注意保持皮肤清洁，每日用温水擦拭皮肤，禁用肥皂水、乙醇擦拭皮肤。

（3）有皮肤瘙痒者应避免搔抓，防止皮肤损伤造成感染。应注意修剪指甲，幼儿自制能力差，可将手包裹起来。疱疹处皮肤可涂抹阿昔洛韦滴眼液。

（4）皮肤结痂后让其自行脱落，不要强行撕脱。

（5）衣着应宽松、舒适、柔软，内衣裤应勤换洗，床褥应保持清洁、松软、平整、干燥。

（6）翻身时动作轻柔，避免拖、拉、扯、拽等动作，以免损伤皮肤。

（7）伴有口腔黏膜疹，应做好口腔护理，每日用温生理盐水彻底清洗口腔 2～3 次，每次进食后用温水轻漱口腔，以保持口腔清洁、黏膜湿润。

（吴　丹）

第三节　如何为猩红热患者做好居家护理？

猩红热（scarlet fever）是一种由 A 组 β 型溶血性链球菌引起的急性呼吸道传染病，多见于 5 ~ 15 岁的儿童，可以通过空气飞沫和皮肤黏膜传播。

⊕ 猩红热的识别方法

1．发热：在出疹前 2 ~ 3 天体温可达 39 ℃左右，伴有头痛、恶心、呕吐、食欲缺乏等全身中毒症状。

2．咽峡炎：表现为咽痛，吞咽时明显，腭部可见出血或充血性黏膜疹。

3．皮疹：发热后 24 小时内开始发疹，始于耳后、颈部及上胸部，而后迅速蔓延至全身。典型皮疹为均匀分布的弥漫性充血性针尖大小丘疹，伴有瘙痒。

4．临床特征性表现

（1）粟粒疹：部分患者可见黄白色脓头且不易破溃的皮疹。

（2）帕氏线（又称为线状疹）：皮肤褶皱处皮疹密集，或因摩擦出血呈紫色线状（图9-3-1）。

（3）口周苍白圈：面颊部充血潮红，但口鼻周围常无充血，相对苍白。

（4）草莓舌：病程初期，舌覆白苔，红肿的乳头凸出于白苔之外（图9-3-2）。

（5）杨梅舌：2 ~ 3 天后白苔脱落，舌苔光滑，呈肉红色，舌乳头仍凸起（图9-3-2）。

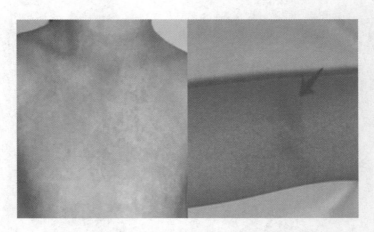

图 9-3-1　躯干弥漫性充血性针尖大小丘疹及帕氏线

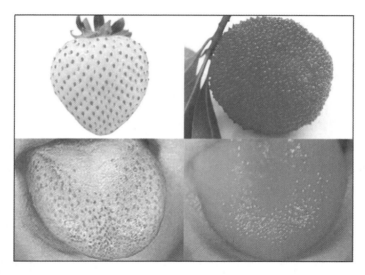

图 9-3-2　草莓舌、杨梅舌

⊕ 猩红热的居家护理措施

1. **消毒**：勤洗手，患者鼻咽部分泌物、痰液经含氯消毒液处理后再丢弃。

2. **休息与饮食**：患者多卧床休息，避免过早活动，进食高热量、易消化、清淡的流质饮食，多补充水分，利于散热。房间每日通风 2 次，保持室内安静，空气清新，床单位整洁，如果出汗较多，及时更换衣服。

3. **皮疹护理**：该皮疹瘙痒感明显，患者剪短指甲（指甲不超过指腹），避免抓破皮肤，引起感染。严重者可涂抹炉甘石洗剂（痱子水）止痒，有破溃或有渗出液处禁止涂抹，防止刺激皮肤，造成感染。穿宽松透气的衣服，床褥要清洁、干燥、平整，脱皮时禁止手撕，有大片脱皮时可用干净的剪刀修剪。

4. **口腔护理**：保持口腔清洁，可用温盐水或多贝尔液勤漱口。年龄较小的幼儿，可用生理盐水清洗或勤喂水，达到清洁口腔的目的。

5. **发热护理**：在出疹期，患者高热一般无需退热，以免影响皮疹出透，可以采用物理降温方法，如温水擦浴、冰袋冰敷。若体温在 39.5 ℃以上，可考虑给予少量退热药。忌用酒精擦浴，酒精易被皮肤吸收，发生过敏反应，如皮肤出现红、肿、痒、痛，严重时会出现恶心、呕吐、腹泻等症状。

（彭　慧）

视频讲解

第四节　如何快速识别手足口病？

　　手足口病是由柯萨奇病毒 A 组 16 型和肠道病毒 EV71 型引起的常见传染病。主要特征是在手、足、臀部出现皮疹或口腔黏膜疱疹，伴有发热。第一时间识别手足口病，早期隔离，以防更多儿童感染。

⊕ 识别方法

　　1. 夏秋季是手足口病高发期，好发年龄为 6 个月至 5 岁，3 岁更为多见。患儿和隐性感染者均为传染源，主要通过空气、飞沫和接触被污染的衣服、玩具、用具等传播。幼儿园是幼儿聚集的地方，如果孩子不舒服，请快速联系老师，询问班级其他孩子是否有同样的症状。

　　2. 孩子发热 1 ~ 2 天，注意观察孩子手（图 9-4-1）、足（图 9-4-2）、臀部是否有红色、高出皮肤的疹子。孩子哭闹不吃饭时，多看看孩子口腔黏膜是否有破溃。

　　3. 孩子出现发热、口腔溃疡、手足臀部皮疹，及时到医院就医。

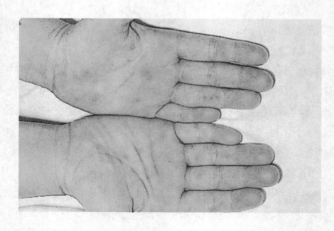

图 9-4-1　手部皮疹

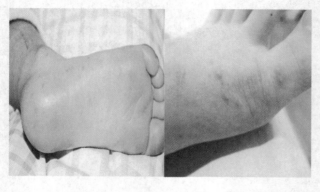

图 9-4-2　足部皮疹

✚ 居家治疗

1. 手足口病多数可自愈，一般1周内痊愈。发热时，勤测体温，用32～34℃温湿毛巾擦拭颈部、腋窝、手臂、手、腿；额头放置降温贴或用毛巾包裹的冰袋。多给孩子喝水，进食清淡、易消化、维生素丰富的食物，比如米粥、烂面条、蛋黄、新鲜果汁等，保持口腔清洁，进食后漱口（年幼儿可饮温开水）。

2. 手足口皮疹不痛、不痒、不结痂、不留瘢痕，每晚用温清水给患儿淋浴，穿柔软宽松的棉质衣裤，及时清理大小便，尽量不用尿不湿，可以使用棉质尿布。疱疹破溃可以使用聚维酮碘（碘伏）消毒局部。

3. 如果发热38.5℃以上持续3天不退、爱睡觉、呕吐、手足温或凉，立即到医院就医。

4. 每日2次，每次开窗通风1小时；饭前便后、外出回家后洗手；衣服、被褥在阳光下暴晒2小时以上，日用品、玩具用含季铵盐类消毒纸巾擦拭消毒。

（张玉敏）

第五节　如何预防细菌性痢疾的发生？

　　细菌性菌痢简称菌痢，是由志贺菌引起的肠道传染病，夏秋季流行。主要经粪－口传播，主要表现为腹痛、腹泻、排黏液脓血便以及里急后重感（即有便意，蹲后又无粪便排出，或仅排出少量粪便），可伴有发热及全身毒血症状，严重者可出现感染性休克或中毒性脑病。

➕ 临床表现

　　1. 普通型：高热，伴寒战，体温可达到 39 ℃，有头痛、乏力，大便每天十几次至数十次，每次量少，可转变为黏液脓血便。

　　2. 轻型：没有发热或者低热，排便每天 3 ～ 5 次。

　　3. 中毒型：多见于 2 ～ 7 岁体质较好的儿童，发病比较急，突然高热，精神差，频发惊厥。迅速发生循环衰竭和（或）呼吸衰竭。

➕ 对症处理

　　1. 出现高热：给予药物或物理降温。

　　2. 剧烈呕吐：要暂时禁食，去往医院进行静脉输液，给予营养补充。

　　3. 腹泻：可冲服口服补液盐（图 9-5-1），分次服用，补充电解质，可用 500 ml 水冲服一袋口服补液盐，4 小时内服完，避免发生脱水及电解质紊乱。早期禁用止泻药物，便于毒素排出。

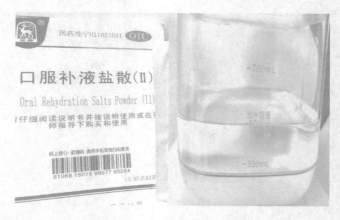

图 9-5-1　口服补液盐

⊕ 如何防止菌痢发生？

1. 做好个人卫生：养成良好的生活习惯，饭前便后洗手，用流动水冲洗 30 秒～1 分钟（图 9-5-2）；不喝没有烧开的水；不要食用不干净、变质的食物。把好"病从口入"关，加强体育锻炼，增强自身免疫力。

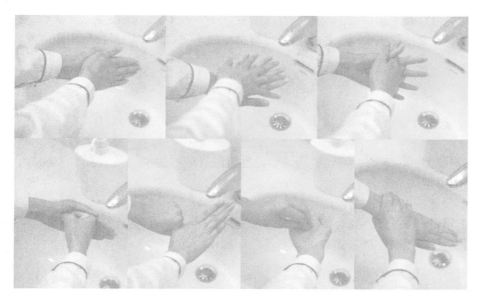

图 9-5-2　流动水七步洗手法

2. 切断传染源：细菌性痢疾患者应及时隔离治疗，减少对他人的危害，同时做好防蝇、灭蝇，改善环境卫生。

3. 加强卫生防疫：餐饮行业应严格执行《中华人民共和国食品卫生法》，从事饮食服务行业者要定期进行健康体检；在外应选择干净、卫生的餐厅就餐。

（张　宇）

视频讲解

第六节 怀疑自己细菌性食物中毒了怎么办?

食物中毒是指进食被细菌或细菌毒素污染的食物而引起的急性感染中毒性疾病。中毒后可表现为胃肠型和神经型两种。胃肠型食物中毒最多见,多发生于夏秋季,有共同的传染源,中毒者往往进食同一种食物,没有食用的不发病,多以暴发型和集体发病的形式出现。

⊕ 识别食物中毒的临床表现

1.胃肠型:以恶心、呕吐、腹泻等急性胃肠炎症状为主。

2.中毒型

(1)轻者:仅有轻微不适。

(2)重者:头痛、头晕、眩晕、乏力、恶心、呕吐,出现眼内外肌瘫痪、视物模糊、眼睑下垂、吞咽困难、呼吸困难等。

⊕ 中毒细菌分类

1.胃肠型中毒细菌分类

(1)副溶血性弧菌:广泛存在于海鱼、海虾、墨鱼等海产品中,以及含盐较高的咸菜、咸肉、咸蛋等腌制品中。

(2)沙门菌:广泛存在于水、牛奶、蛋及肉类食品中,生熟交叉。

(3)变形杆菌:广泛存在于自然界的腐败有机体及污水中。

(4)大肠埃希菌:正常肠道菌群,一般不致病。

(5)蜡状芽孢杆菌:广泛存在于自然界,如土壤、尘埃、水草等。

(6)金黄色葡萄球菌:在乳类、肉类食物中极易繁殖,在剩饭、剩菜中易生长。

2.神经型中毒细菌分类:神经型细菌为肉毒杆菌,主要存在于变质食品、豆制品中,如臭豆腐、豆瓣酱、罐头等。

⊕ 预防措施

1. 避免在没有卫生保障的公共场所进食。

2. 新鲜食品经充分加热后再食用,不喝生水。

3. 避免生熟食混放,以及混用菜板、菜刀等,避免生、熟食交叉污染。

4. 夏季避免食用家庭自制的腌制食品。

5. 养成餐前便后洗手的好习惯。

⊕ 自救方法

1. 进行自我催吐，首先饮用 300 ~ 500 ml 清水或者牛奶，然后用自己的手指或者筷子刺激咽后壁或舌根部诱发呕吐（图 9-6-1，图 9-6-2），反复进行，直到把胃内容物全部呕吐出来。

2. 如果自我催吐效果不佳，需前往医院进行药物催吐。已处于昏迷或惊厥状态要禁止催吐，尽早送往医院进行洗胃。

3. 在进食后 6 小时之内洗胃效果最好，如果超过 6 小时，由于部分毒物有可能残留于胃内，仍需前往医院进行洗胃。

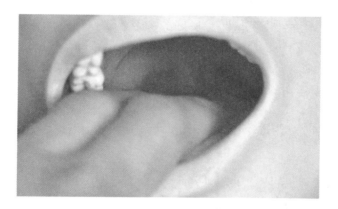

图 9-6-1　用手指刺激咽后壁或者舌根部诱发呕吐

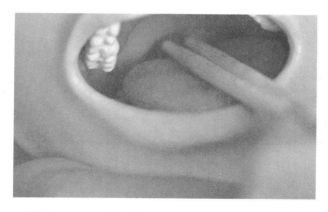

图 9-6-2　用筷子刺激咽后壁或者舌根部诱发呕吐

（张　宇）

视频讲解

第七节　如何有效预防诺如病毒感染？

诺如病毒又被称为"冬季呕吐病"或"胃肠道流感"，能引起人类急性胃肠炎，一般突然发病，主要症状为腹痛、呕吐、恶心及水样腹泻，有时可能伴有头痛、发热、乏力等症状。该病毒可通过食物、饮水、生活接触、空气等途径传播，粪－口途径是其主要传播方式。诺如病毒感染全年均可发生，10月到次年3月是诺如病毒流行的高发季节，成为人类胃肠道疾病最主要的病原体之一，越来越受到重视。

➕ 主要预防措施

1. 诺如病毒尚无特异疫苗，保持良好的手卫生，是预防诺如病毒感染最有效的措施。饭前便后、加工食物前、外出回家后应洗手，消毒湿纸巾不能代替洗手。

2. 保持良好的饮食习惯，不吃没熟的食物，不喝生水，生熟食物分开。生吃瓜果要洗净擦干，牡蛎等贝类海产品必须加热至熟透后再吃。同时应加强体育锻炼，均衡饮食，提高身体抵抗力。

3. 开窗通风，保持室内空气流通（图9-7-1）。

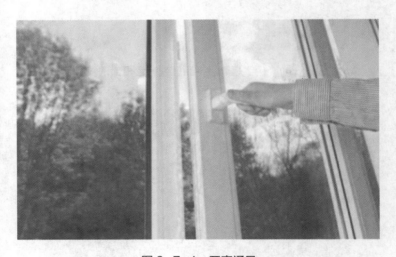

图 9-7-1　开窗通风

4. 诺如病毒的传播力较强，提醒孩子班级内如有同学呕吐，一定要在老师的指导下离开现场，减少诺如病毒感染的可能。

5. 诺如病毒感染者患病期至康复3天内最好居家隔离。分餐、分房，尽量不要和其他人近距离接触，尤其不要与加工食物或照顾老人和婴幼儿的人群接触。重症患者需送医疗机构隔离治疗。

6. 患者呕吐物、粪便用一次性吸水材料（如纱布、抹布等）沾取 5000～10000 mg/L 的含氯消毒液完全覆盖污染物，小心清除干净。清除过程中避免接触污染物，可戴手套、口罩；清理的污染物放在垃圾袋内集中丢弃。使用含有效氯 1000 mg/L 的消毒液进行地面、墙壁及物体表面的消毒（图 9-7-2）。有肉眼可见污染物时应先清除污染物再消毒。无肉眼可见污染物时，家具和生活设施用消毒液进行擦拭消毒，作用 30 分钟后用清水擦拭干净。餐（饮）具和食品加工工具清除食物残渣后，煮沸消毒 30 分钟，也可用有效氯为 500 mg/L 含氯消毒液浸泡或擦拭，作用 30 分钟后，再用清水洗净。衣服、被褥在阳光下暴晒 2 小时以上。

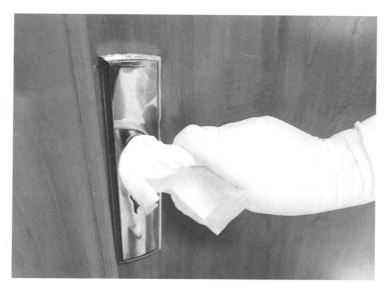

图 9-7-2　使用含氯消毒剂消毒

（张玉敏）

视频讲解

第八节　乙肝患者如何做好居家用药管理?

乙型病毒性肝炎简称乙肝，是我国发病率最高的病毒性肝炎，也是最为常见的肝炎。根据数据统计，我国乙肝患者高达 3000 多万人，约有 60% 的肝硬化患者和 80% 的肝癌患者是由慢性乙肝引起的。乙肝的治疗是一个长期的过程，特别是抗病毒治疗，需要患者长期做好居家用药管理，才能更好地管理和控制乙肝，避免病情进一步发展。本节将重点介绍乙肝患者的用药管理。

⊕ 用药管理的三个原则

1．确定：确定适应证和用药方案。乙肝患者在开始抗病毒治疗前，需要经过相关检查评估，包括肝功能、乙肝病毒血清学标志物以及乙肝病毒 DNA 水平等指标，根据这些评估结果确定是否需要抗病毒治疗以及选择合适的抗病毒药物。

2．定期：定期复查和监测。乙肝患者在接受抗病毒治疗后，需要按照医生建议进行定期复查，包括监测肝功能、乙肝病毒血清学标志物以及乙肝病毒 DNA 水平等指标。通过定期复查可以评估治疗效果，及时调整用药方案，发现并发症或其他问题。

3．定量：精确控制用药剂量。乙肝患者在进行抗病毒治疗时，必须按照医生的指导和处方准确地控制用药剂量。过低的剂量可能导致治疗效果不佳，而过高的剂量则可能增加不良反应的风险。因此，乙肝患者需要严格遵循医生的建议，并按时、按量服用抗病毒药物。

⊕ 服药注意事项

1．服药时间：乙肝抗病毒药物通常需要规律地按时服用，以保证药物在体内浓度稳定，患者应遵循医生的指导，在规定的时间内准确服用药物（图 9-8-1）。一般推荐晨起空腹或晚上睡觉前服药。

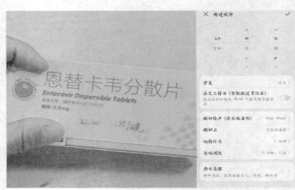

图 9-8-1　规律服药

2．饮食调理：服药期间，建议避免油腻、辛辣刺激性食物，多吃清淡、易消化食物，保持饮食均衡。

3．禁止饮酒：在酒精和乙肝病毒的双重作用下，会加速肝损伤，加重肝负担。特别是在服用乙肝抗病毒药物期间，药物与酒精可能会发生相互作用，增加疾病风险（图9-8-2）。

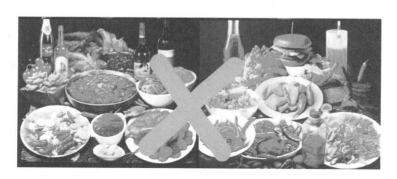

图9-8-2　禁酒、避免油炸、辛辣刺激食物

4．避免滥用药物：需要在医生的指导下服用其他药物，避免抗病毒药物与其他药物之间发生相互作用，影响药物疗效，增加不良反应风险。

5．不良反应监测：乙肝抗病毒治疗期间，患者应密切关注自身身体情况，并及时向医生报告任何不良反应。常见的不良反应包括头晕、乏力、腹泻、皮疹等。如果出现严重不良反应如黄疸、呼吸困难等，需立即就医。

乙肝抗病毒治疗是一个长期而复杂的过程，患者应定期复查，与医生保持良好的沟通，只有通过专业医生的指导和肝各项指标的监测，才能更好地管理乙肝，并提高治疗效果。

（谭文辉）

第九节　如何识别病毒性肝炎所致早期肝性脑病？

　　肝性脑病又称肝昏迷，是指严重肝病引起的、以代谢紊乱为基础的中枢神经系统功能失调综合征，主要表现是意识障碍、行为失常和昏迷。

　　早期肝性脑病以意识障碍、行为失常为主要表现，评估者可以通过对患者精神状态、日常行为、言语和认知等的观察来进行早期识别。早识别能帮助患者及时采取治疗措施、防止病情进一步恶化，提高患者的生活质量和预后。

⊕ 早期肝性脑病的识别方法

　　1．精神状态变化：患者可能出现注意力不集中、反应迟钝、易激动、情绪波动等精神状态的改变。

　　2．睡眠障碍：患者可能出现睡眠质量下降、昼夜颠倒、白天嗜睡等睡眠障碍。

　　3．肌肉协调能力下降：患者可能出现手指颤抖、手部不稳定、步态异常等肌肉协调能力下降的症状。

　　4．神经系统功能异常：患者可能出现手掌和手腕的快速、不自主的抖动，类似于鸟扑动翅膀的动作，称为扑翼样震颤（图9-9-1，图9-9-2），又称为肝性震颤，是肝性脑病的典型体征之一。通常发生在进行简单运动时，如伸展手臂、手指或保持特定姿势时。这种震颤会在几秒内出现，并且可能会随着时间的推移而加重。需要注意的是，这种体征虽典型，但并非所有患者都会出现。

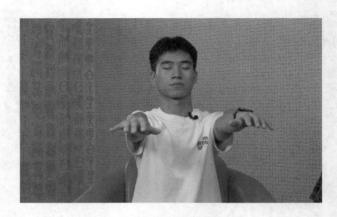

图9-9-1　扑翼样震颤正面

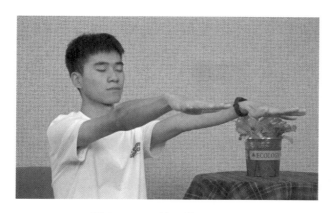

图 9-9-2　扑翼样震颤侧面

5．言语和认知障碍：患者可能出现言语表达困难，记忆力、定向力及计算力减退，思维迟缓等认知问题。如对话答非所问；遗忘近期发生的事情；难以回忆特定事件的时间、地点及相关人物；对当前的日期或季节感到困惑；不清楚自己所在的地方，无法辨认家中或其他常去的地方；迷失于熟悉的环境中，无法找到正确的路线；出现简单的数学运算困难，出现混淆数字、计算错误或计算速度减缓等情况。

6．恶心和呕吐：患者可能出现恶心和呕吐的症状，尤其是在进食后。

如果肝病患者出现以上症状之一，请及时就医并在医院完善相关检查，及早诊断和治疗是预防早期肝性脑病进展的关建。

⊕ 早期识别肝性脑病的意义

1．及早治疗：早期识别可以促使患者尽早接受治疗，通过药物、饮食和其他干预措施来改善肝功能，减轻或逆转神经精神障碍。

2．预防并发症：肝性脑病可能会导致认知障碍、昏迷等严重并发症。早期识别可以有效预防这些并发症的发生。

3．提高生活质量：早期治疗可以减轻患者的精神状态改变、睡眠障碍等不适感，提高患者的生活质量。

4．减少医疗费用和资源消耗：早期识别可以避免因晚期诊断而导致更为复杂的治疗过程和更长的住院时间，从而减少医疗费用和资源消耗。

（谭文辉）

第十节 如何为乙型肝炎肝硬化合并上消化道出血患者做好饮食管理？

消化道出血以屈氏韧带为界分为上消化道出血和下消化道出血。上消化道出血指的是屈氏韧带以上的食管、胃、十二指肠以及胰腺、胆道等部位病变引起的出血，以呕血及黑便等症状为多，伴有血容量减少或不足的周围微循环衰竭，是常见的且有潜在生命危险的急症。

一次出血量不超过 400 ml 时，因轻度的血容量减少可由组织液与脾储血补充，并不引起全身症状；出血量超过 400 ~ 500 ml 时，可出现临床症状；失血量 > 1000 ml 或循环血容量丢失达到 20% 时，有头晕、乏力、心悸、心动过速和血压偏低等表现，随出血量增多，症状更为明显，引起失血性休克。

⊕ 消化道出血的识别

1. 呕血：出血部位多在幽门以上，出血量较大，出血速度较快，颜色一般为咖啡色或棕褐色。

2. 黑便：指最近未食用猪肝、猪血、鸭血等血制品及黑豆、菠菜等含铁丰富的食物，也未服用铁剂类药物，粪便呈黑色或暗红色，大出血后均有黑便。

3. 贫血：上消化道出血患者失血过多时会出现面色苍白、四肢无力、疲乏困倦、头晕眼花等贫血的典型症状。

4. 发热：多发生于 24 小时之后，体温一般不超过 38.5 ℃，时间一般持续 3 ~ 5 天。

⊕ 消化道出血患者的饮食护理

1. 规律饮食：对于消化道出血患者要注意饮食规律，饮食要少食多餐，定时定量。

2. 可进食软烂、易消化的食物（图 9-10-1）

（1）流质饮食，如牛奶、藕粉、果汁、蔬菜汁等。

（2）无渣饮食，如在流食的基础上添加少量面包、蛋糕等较软的食物。

（3）半流质饮食，如苹果泥、豆腐脑、小米粥等少渣、无刺激的食物，并适当增加食盐和蛋白质量。

（4）软食，如馒头、面条、米饭等清淡、易消化且富含营养的饮食，每日 3 餐。经常喝牛奶可预防上消化道出血，宜多吃新鲜蔬菜和水果。

3. 禁止或避免食用的食物（图 9-10-2）

（1）禁止食用辛辣刺激性食物，如辣椒、韭菜、生姜、生葱、花椒、胡椒等，易刺

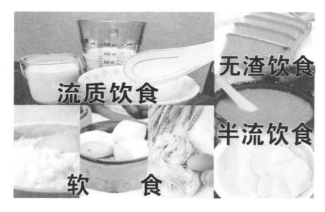

图 9-10-1　可进食的种类

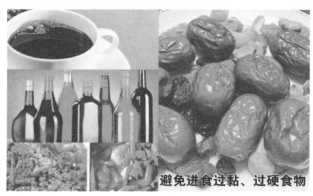

避免进食过黏、过硬食物

图 9-10-2　禁忌的饮食

激胃肠道黏膜，诱发出血。

（2）禁烟禁酒，禁喝浓茶、咖啡等。

（3）避免食用过黏食品，如汤圆、年糕、切糕等。

（4）避免食用过硬食物，如花生、杏仁、榛子等，会加重肠胃的负担，不易消化。

（5）慎食产气食物，如豆浆、白萝卜、黄豆等，该类食物会导致腹部肿胀，营养吸收障碍，不利于恢复。

⊕ 日常生活指导

1. 注意休息，做些舒缓的运动，如太极拳、散步等，以不觉得累为标准。

2. 食管静脉曲张者，要吃温、软、高热量、高蛋白、高维生素、易消化食物，如鱼、肉、蛋、奶、豆类、水果、蔬菜。应避免产气、刺激、硬、烫食物。

3. 遵医嘱服用药物，注意所吃药物的名称、时间及用量。

4. 家属要理解、同情、照顾患者，给患者信心，帮助患者避免诱因，若发生出血情况，及时送往医院进行治疗。

（彭　慧）

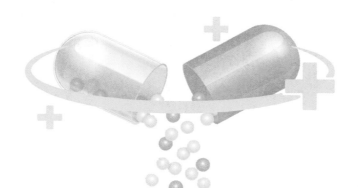

第 十 章

卧床患者健康管理

第一节　如何预防卧床患者发生压力性损伤？

　　压力性损伤是指由压力或压力联合剪切力导致的皮肤和（或）皮下组织的局部损伤，通常位于骨隆突处，但也可能与医疗器械或其他物体有关。

　　压力性损伤表现为深部组织受损，皮肤可保持完整或出现开放性溃疡，并伴有疼痛感。压力性损伤的发生会降低患者的生活质量，增加痛苦，带来一定的家庭经济负担。长期卧床患者、脊髓损伤患者、新生儿和儿童、重症监护患者和姑息治疗患者、终末期患者均为压力性损伤的高发人群，需要特别关注。

➕ 压力性损伤易发部位

　　不同的体位压力性损伤的易发部位不同。如仰卧位的易发部位有枕骨后、肩部、肘部、骶尾部、足跟；侧卧位的易发部位有耳部、肩峰、肘部、髋部、膝部、足踝、足趾；俯卧位好发于额部、下颌、肩部、胸前、生殖器官、膝部、足趾；坐位好发于枕骨后、肩部、骶尾部、足跟。

➕ 预防压力性损伤的措施

　　1. 保证摄入足够的营养物质，如果无法经口进食，可以遵医嘱给予肠内或肠外营养支持。

　　2. 密切观察评估患者全身受压部位皮肤情况。

　　3. 保持患者皮肤的清洁、干燥，必要时可以使用润肤剂。

　　4. 为避免局部组织长期受压，鼓励卧床患者定时更换卧位。可以使用合适的支撑工具辅助保持体位，支撑用具通过分散人体骨隆突处的皮肤压力，使局部压力得到缓解，从而起到预防压力性损伤的作用（图 10-1-1）。

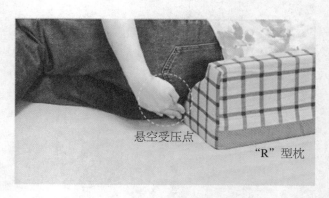

悬空受压点　　"R"型枕

图 10-1-1　悬空受压部位

（1）侧卧位时保持背部与水平床面成 30°~40° 夹角，将患者头部置于枕头中部，"R"型枕头部置于与肩峰齐平处，两膝关节间垫软枕，应用脚部支撑用具将近床一侧足跟离床（图 10-1-2）。

（2）平卧位时注意保护足跟，可把软枕等减压工具沿小腿全长垫起，悬空足跟，比如软枕等。确保足跟不与床面直接接触。

（3）避免患者长时间处于床头抬高超过 30° 体位，安置体位时应避免皮肤与医疗器械直接接触。

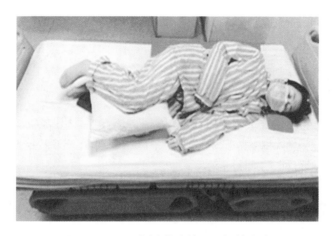

图 10-1-2　侧卧位支撑用具摆放方法

5. 已发生压力性损伤或有发生压力性损伤风险的患者，根据患者的具体情况个性化定制翻身时刻表进行体位变换，如每 30 分钟、1 小时或者 2 小时变换一次体位，更换体位时应避免拖拉拽患者。

⊕ 护理误区

1. 不宜使用影响局部血液循环的环状或圈状物体进行减压。
2. 受压部位皮肤不宜按摩。
3. 清洁皮肤时不宜用力擦洗。

（李　宁）

第二节　如何预防下肢深静脉血栓的发生？

深静脉血栓形成（deep vein thrombosis，DVT）好发于下肢，常继发于手术、分娩、肿瘤等危险因素，由于深静脉血液异常凝结，导致血液回流受阻，肢体出现肿胀、疼痛、皮温高和功能障碍。表现为患肢肿胀、浅静脉曲张、湿疹、色素沉着，严重时还可以出现反复的静脉性溃疡。血栓一旦脱落，会引发肺栓塞而危及生命。

⊕ 定时改变体位

长期卧床或活动受限的患者需定时改变体位，建议卧床患者应至少每 2 小时翻身侧卧一次，可减轻对下腔静脉和髂静脉的压迫。平卧位时可给予下肢抬高，膝下垫长软枕抬高下肢至 20°～25°，有利于静脉回流。

⊕ 注意保暖

室温应控制在 22～24℃，患者下肢保暖，以利于血液循环。

⊕ 预防性使用抗血栓压力带

抗血栓压力带（图 10-2-1）是利用压力梯度将血液从远端足踝逐渐向近端递减，增强小腿的肌肉收缩力，促进肌间静脉血液的回流而实现血栓预防。应根据小腿外径选择合适型号的抗血栓压力带，穿着时要保证抗血栓压力带平整、无褶皱，以预防压力性损伤的发生。

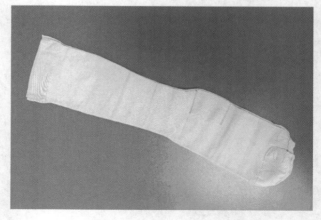

图 10-2-1　抗血栓压力带

❂ 踝泵运动

为增加下肢静脉血液循环，减少因为活动受限引起的血液淤滞，患者需要进行主动或被动的踝泵运动（图10-2-2）。

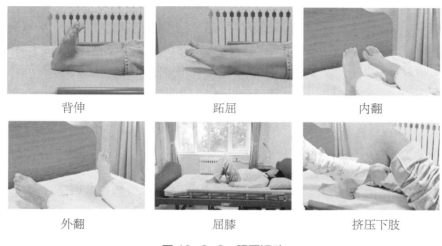

| 背伸 | 跖屈 | 内翻 |
| 外翻 | 屈膝 | 挤压下肢 |

图 10-2-2 踝泵运动

1．**主动踝泵运动**：由患者自行运动，通过踝关节的背伸和跖屈动作，像泵一样促进下肢的血液循环和淋巴回流，从而达到预防血栓的目的。动作要领：下肢伸展，大腿放松，缓缓勾起脚尖，尽力使脚尖朝向自己，至最大位置时保持3～5秒，然后脚尖缓缓朝下，至最大位置时保持3～5秒，然后放松，一组动作完成。稍休息后可再次进行下一组动作，反复地屈伸踝关节。一般将踝泵运动安排在早、中、晚或加睡前的几个时间节点，每次运动3～5分钟。也可以进行踝关节内翻、外翻，髋、膝关节的屈膝、屈髋等运动，每日运动3～4次，每次15～20分钟。

2．**被动踝泵运动**：由他人辅助完成运动，患者取平卧或半卧位，下肢伸展、放松，由操作者握住患者小腿部，有节律地自上而下挤压，挤压与放松交替1秒进行，每日运动3～4次，每次持续3～5分钟。

（李　宁）

第三节　如何进行居家拍背咳痰的护理?

　　肺部感染是指肺实质和肺间质的感染性疾病，通常是病毒或细菌感染引起的。肺部感染后，痰液生成量增加，如痰液不能及时排出，会影响正常通气功能，甚至诱发呼吸衰竭，危及生命。拍背咳痰是临床上常用于预防、治疗肺部感染的物理方法，其目的是帮助肺扩张，促使分泌物沿气管向上移动，并通过有效的咳嗽排出，促进分泌物的排出，从而达到预防肺部感染、保持呼吸道通畅的目的。

➕ 拍背咳痰的方法

　　1. 拍背咳痰时协助患者取侧卧位或坐位，协助摆放体位时要注意动作缓慢、轻柔。

　　2. 操作者将手部五指并拢（图 10-3-1），同时指关节向手背侧屈曲形成空间，以指腹、鱼际肌轻叩背部，叩动时仅手腕发力即可。

　　3. 震动频率要适中，由下而上、由外向内、迅速而有节律地叩击背部，叩击时发出一种空而深的拍击音则表明叩击手法正确。

　　4. 嘱患者有咳痰感时应立即咳嗽以促进痰液排出，咳痰时可以先轻轻咳嗽几次，待痰液松动后再深吸气，而后用力将痰液排出。

　　5. 如患者病情处于稳定阶段，可鼓励其每日多饮温开水，可有效提高人体内的含水量，稀释呼吸道内的痰液，有助于其排痰。饮水时要注意饮用水温度，不得超过 50 ℃，以免对呼吸道造成刺激。

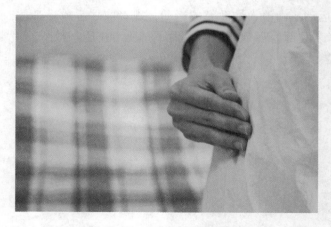

图 10-3-1　叩击时五指并拢

➕ 拍背咳痰的注意事项

1. 叩击时避开乳房、心脏、骨突部位（如脊椎、肩胛骨、胸骨）及衣服拉链、纽扣等（图 10-3-2）。

2. 叩击力量应适中，以患者不感到疼痛为宜；每次叩击时间以 3～5 分钟为宜，应安排在餐后 2 小时或餐前 30 分钟完成，以避免引发呕吐。

3. 叩击时应密切注意患者的反应，如有异常应立即停止。

4. 操作后嘱患者休息并协助做好口腔清洁。

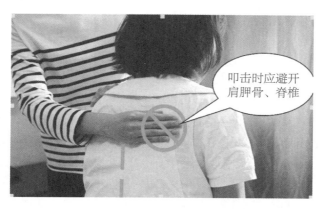

图 10-3-2　叩击时应避开肩胛骨

（吕　顾）

第四节　如何为卧床患者进行尿管护理？

　　留置尿管是指将导尿管经尿道插入膀胱并保留在膀胱内，引流尿液的方法，尿路疾病患者由于各种原因导致的尿潴留常需留置尿管。另外，由于昏迷、高位截瘫的患者会出现大小便失禁，此时通过留置导尿管引流尿液，不但可提升舒适度，还有利于病情的观察。留置导尿易引起黏膜损伤、膀胱功能障碍等问题，因此，做好导尿管护理，预防尿路感染，减少相关并发症，是留置导尿家庭护理的重点。

⊕ 卧床期间留置尿管的注意事项

　　1．保持通畅：留置尿管期间保持管路无打折受压，活动或翻身后及时检查管路状态。定时观察是否有尿液引出，以及引出的尿液中是否混有絮状、颗粒状异物等。定时挤压管路，动作要点为挤压时一手夹住尿管远端 10 ~ 15 厘米处，另一手的示指、中指、环指、小指指腹及鱼际肌用力挤压引流管近端。

　　2．妥善固定：根据患者的体位及活动需要将尿管固定于一侧大腿上侧，避免由于活动牵拉尿管引发尿道口疼痛。固定时可选用胶贴以"高举平台法"对尿管进行固定。引流袋的固定位置需低于会阴部（图 10-4-1）。

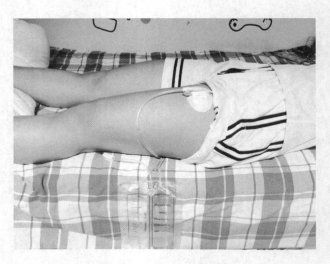

图 10-4-1　尿管固定

　　3．功能训练：为确保拔除尿管后患者可自行排尿，对于既往有排尿困难史的患者可定时训练憋尿功能。白天夹闭尿管，患者自诉憋尿感明显后打开 5 分钟，尿液排出后继续夹闭。夜间入睡后不夹闭。刚开始训练时根据患者情况决定夹闭时间，之后可逐步延长，最长时间不超过 4 小时。

    4．定时倾倒：引出的尿液需定时倾倒，选用带有刻度的容器准确测量后记录。

    5．日常护理：注意观察尿液的颜色、性状及尿量。正常尿液为黄色或淡黄色的清亮、无浑浊液体。如出现浑浊、颜色异常或尿量骤然减少及患者自感下腹憋胀时，应及时就医。为降低留置尿管期间泌尿系感染风险，应每日一次温水擦拭会阴部，动作轻柔，避免牵拉尿管。如会阴部分泌物增多，可增加清洁次数至每日 2 次，如果无缓解或持续增多，应及时就医。留置尿管连接抗反流引流袋时，应每周更换一次抗反流引流袋，可有效减少逆行感染。

  ✚ **居家期间尿管意外脱出如何处理？**

    因留置尿管依靠管腔内自带水囊充水后固定于膀胱中，留置期间应避免过度牵拉使尿管脱出，从而损伤尿道黏膜。居家期间如果发生尿管意外脱出，应立即观察尿道有无疼痛、出血等，并观察尿管水囊有无破损（图 10-4-2）。已脱出的尿管不可自行放回，应在家人的协助下及时就医。

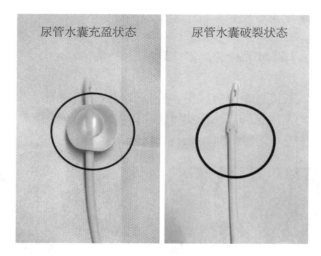

图 10-4-2　尿管水囊状态对比图

（魏　娜）

第五节　如何为卧床患者进行鼻饲？

　　鼻饲是将胃管经鼻腔插入胃内，由胃管向胃内输注食物、水分和药物，以维持卧床患者营养的方法。鼻饲常适用于不能由口进食者，如口腔、食管有疾患者，肿瘤患者、病情危重的患者以及拒绝进食的患者。鼻饲的并发症发生率较高，如反流、误吸等，照护者掌握鼻饲护理要点可最大程度避免因胃管堵塞、反流误吸等而引发的肺部感染，从而减轻患者痛苦，提高患者生活质量。

➕ 操作时的流程及注意事项

　　1．鼻饲前

　　（1）用物准备：鼻饲液、20 ml 和 50 ml 注射器、温开水、水杯、带刻度的量杯、听诊器。

　　（2）患者准备：协助患者摆好体位（坐位或平卧位）。鼻饲前给予翻身拍背，鼓励患者咳痰，避免误吸。

　　（3）操作者准备：操作者洗手，周围环境清洁。

　　2．鼻饲过程

　　（1）检查胃管外露长度、是否有脱出，检查口腔内是否有胃管盘绕。

　　（2）每次鼻饲前均需用三种方法证实胃管在胃内（图10-5-1）。

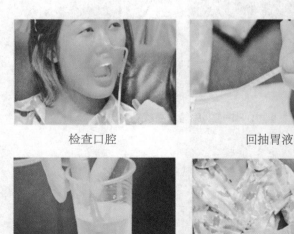

检查口腔　　　　　　　　　　回抽胃液

胃管末端置入水中　　　　　　听诊气过水声

图 10-5-1　证实胃管在胃内

①接注射器回抽胃液，查看有无胃液抽出。

②将胃管末端放入盛水的碗内，查看有无气泡逸出。

③置听诊器于剑突下偏左的位置，用注射器向胃管注入 20 ml 空气听气过水声。

（3）鼻饲前需观察回抽胃液的颜色、性质、量。如有咖啡色絮状食物残留，可能与胃黏膜糜烂有关，需将潴留物全部抽出；如果不超过 100 ml，不用禁食，可给予少量凉牛奶或米汤，以保护胃黏膜；如果抽出的潴留物为咖啡色或酱油色等，应暂禁饮食并及时就诊。

（4）注食前给予 20 ～ 30 ml 温开水冲洗管道，再行注入食物。速度宜慢，如鼻饲量 200 ～ 300 ml 需在 25 ～ 35 min 内匀速注入（图 10-5-2）。注食的间隔时间为 3 ～ 4 h，频次为每日 4 ～ 6 次，中间可加入水或新鲜的果汁，睡前可给予牛奶。新鲜的果汁要注意与奶液分开灌入，以防凝块堵管。夜间可根据情况给予适量温水。

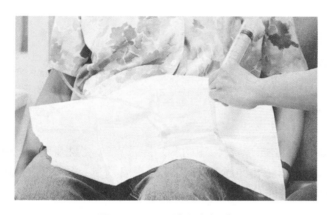

图 10-5-2　注入鼻饲液

（5）鼻饲液温度保持在 38 ～ 40 ℃，食物以滴在手腕掌侧不感觉烫为宜。

（6）每次抽吸鼻饲液时，应将胃管末端反折，防止灌入食物反流。

（7）鼻饲过程中，患者出现呛咳、呕吐等不适，应停止注食，及时处理。

3．鼻饲后

（1）患者保持半坐位或坐位 1 小时，防止食物反流，避免吸入性肺炎的发生。

（2）注完食物后，用温水 20 ml 冲净胃管，避免食物在管中变质或堵管，并将胃管开口端反折，包好、扎紧、固定。

（3）所有鼻饲用具使用前后均用开水烫泡消毒。

（4）准确记录每次鼻饲的量、时间，观察患者有无腹痛、腹胀的症状及排便情况等。

（张晓婷）

第六节　如何协助卧床患者翻身?

　　翻身可间歇性减轻身体局部压力，是预防卧床患者发生压力性损伤最经济、有效的方法。研究显示，长时间受压的组织经过一段时间的适应，皮肤对压力的耐受性可逐渐增强。因此，在日常护理中可适当延长翻身间隔时间以提高患者皮肤对压力的耐受，从而降低翻身频率。卧床患者翻身方法可分为单人翻身法、双人翻身法、多人翻身法、使用辅助器具（如翻身易、翻身枕、充气式自动翻身体位垫等）。其中，翻身易是较为节力且最经济、方便、实用的翻身方法，本节将对此方法进行详细介绍。

➕ 使用翻身易

　　翻身易可采用家用床单、浴巾、枕巾等，长约 110 cm，宽约 80 cm（或与床同宽），需材质柔软且边缘平坦。

1．铺巾

（1）两名照顾者分别站于患者床边两侧，照顾者 A 将翻身易放于手边。

（2）首先协助患者屈膝，照顾者 A 需托住患者肩部，同时扶住患者膝盖；将患者推向对侧，对侧照顾者 B 扶住并保护患者。

（3）照顾者 A 将翻身易平铺于床上，放置于患者背部下方。

（4）同法协助患者翻向照顾者 A，照顾者 B 需将翻身易铺平。

2．翻身动作分解

（1）患者平卧时，一名照顾者站在患者一侧将翻身易卷起置于患者身侧（图 10-6-1）。

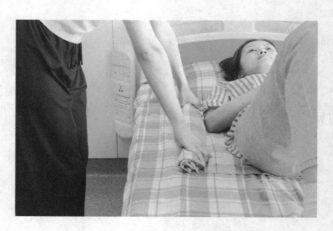

图 10-6-1　翻身易折叠方法

（2）照顾者协助患者屈膝。

（3）照顾者将卷起的对侧翻身易边缘拉向近侧，患者由平卧改为侧卧（图10-6-2）。

（4）翻身后重新将翻身易平铺于床上，方便下次使用。

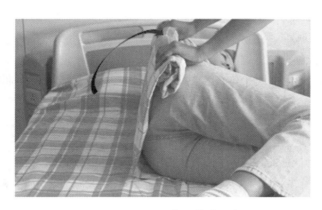

图 10-6-2　翻身易协助翻身

3．翻身角度：可根据患者自身意愿或病情选取 90°、45° 或 30°。

4．翻身间隔时间：一般需要每 1～2 h 为患者翻身一次，若家中使用的床垫为气垫床，可每 2～4 h 为患者翻身一次。

⊕ 卧床患者翻身的注意事项

1. 翻转患者身体时，应当注意保持脊柱的正确生理弯度，避免由于患者躯干扭曲，导致脊柱损伤和关节脱位等。

2. 为手术后的患者翻身时，应注意检查伤口敷料有无脱落，如敷料潮湿或渗血、渗液，应先更换伤口敷料后再翻身。

3. 有留置引流管的患者翻身前后应注意检查管路固定情况，避免牵拉、拖拽。

4. 患者骨骼突起处如双腿膝盖间避免长时间受压，以免造成皮肤损伤。

5. 翻身时注意为患者保暖并防止坠床，避免拖拉患者，保护患者皮肤。

6. 准确记录翻身时间，避免患者长时间保持一侧卧位。

7. 注意保持患者床单位干净、整洁。

（薛凯跃　裴　琛）

视频讲解

疼痛是继体温、脉搏、呼吸、血压之后的"第五大生命体征",是一种与实际或潜在的组织损伤相关的不愉快的感觉和情绪情感体验,或与此相似的经历。疼痛作为一种复杂的主观感受,不可避免地引起个体的情绪反应,大量的消极情绪与疼痛相伴而生,严重影响人们的生活质量。

疼痛护理包括药物干预和非药物干预两种方法。非药物干预在居家疼痛护理中更加安全高效、简单易行,包括渐进性肌肉放松训练、足底反射区按摩、耳穴贴压治疗法、想象训练等。其中,渐进性肌肉放松训练是常用的非药物干预方法,使患者身心处于放松状态,减少紧张焦虑情绪,方法简单、易于掌握,可有效缓解患者的疼痛。

✚ 渐进性肌肉放松训练

1. 疼痛评级(视觉模拟评分法):准备一把 10 cm 的直尺,两端分别为"0"和"10",告知患者起点"0"分端代表无痛,"10"分端代表患者感受过或能够想象的最严重的疼痛,让患者指出目前疼痛程度的位置。其中 0 分表示无痛,10 分表示剧痛;1 ~ 3 分为轻度痛,4 ~ 6 分为中度痛,7 ~ 10 分为重度痛(图 10-7-1)。

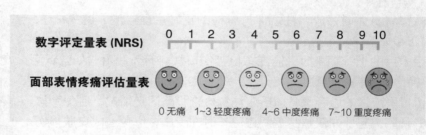

图 10-7-1　疼痛卡尺

2. 渐进性肌肉放松训练方法:患者静卧状态下,提示患者依次放松前臂、上臂、颈部、肩部、胸部、腹部、腿部,每个部位放松时,吸气的同时收紧肌肉保持 5 秒,呼气的同时放松肌肉保持 15 秒(图 10-7-2)。每次训练 25 ~ 30 分钟,每天 1 次,可配合患者喜欢的音乐进行。

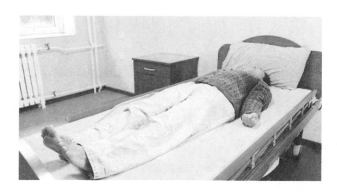

图 10-7-2　渐进性肌肉放松

⊕ 渐进式疼痛护理的注意事项

1. 定期评估患者疼痛的部位和强度，如疼痛持续加重，需及时就医。

2. 积极发现并解决引发患者疼痛的原因，遵医嘱合理使用药物治疗，禁忌私自使用或停用止痛药物。

3. 倾听、尊重并理解患者疼痛的感受，主动安慰并帮助患者。

4. 选取患者喜欢的方法转移其注意力，如听音乐、按摩等。

5. 为患者创造舒适、安静、干净、整洁的居住环境。

（薛凯跃　裴　琛）

第八节　如何为卧床患者进行开塞露给药？

卧床患者由于缺乏运动，常导致肠道蠕动缓慢，排便无力。粪便在肠内停留时间过长，所含水分大部分被肠绒毛重吸收，致使粪便干燥、坚硬，粪便很难排出体外，更容易导致便秘。便秘常常引起腹胀、腹痛等不适，还会因用力排便时屏气用力、增加腹压而引发心血管疾病。开塞露给药是将开塞露溶液经肛门灌入，以有效帮助患者排气、排便的方法。此方法简单易行、经济有效，是卧床患者及时解除便秘、减轻胀气的首选方法。

➕ 开塞露给药方法操作步骤

开塞露有刺激肠蠕动、润滑肠道、软化粪便的作用，可促进解除便秘和减轻腹胀。

1. 操作物品准备包括开塞露、手套、卫生纸、护理垫、便盆。

2. 操作前应协助患者取左侧卧位，暴露臀部，同时将护理垫放置于患者臀部下方。

3. 操作者佩戴手套，取开塞露剂排出管内空气（图10-8-1），挤出少许油剂润滑管前端。

4. 一手持卫生纸分开患者臀部，暴露肛门，另一只手持开塞露，将其前端轻轻插入肛门，缓慢挤压开塞露（图10-8-2）。给药的同时观察患者反应，询问患者有无不适。

5. 将开塞露溶液全部挤入后轻轻拔出，协助患者擦拭肛门。

6. 给药完毕后协助患者平卧，嘱其尽量保持10～20分钟后再排便，将便盆放置于患者臀下。

7. 操作期间注意给患者保暖，保持床单位整洁、干净。

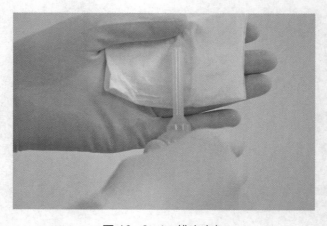

图10-8-1　排出空气

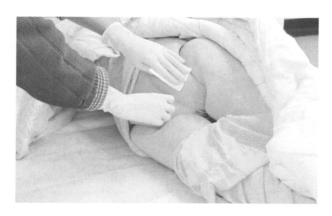

图 10-8-2　注入开塞露

⊕ 开塞露给药注意事项

1. 建议给药前进行医疗咨询，不私自给药。
2. 检查开塞露是否在有效期内，药物发生性状改变时禁用。
3. 给药过程中如遇挤压受阻，操作者可轻轻调整开塞露的位置，查看有无粪便嵌塞。
4. 给药过程中患者如有便意，可嘱患者做深呼吸进行缓解。
5. 给药过程中操作者应注意观察患者有无出汗、面色苍白、心慌气急、剧烈腹痛等不适症状，出现不适时应立即停止给药，必要时到医院就诊。
6. 患者排便后，注意协助患者清洁肛门，保持肛周干燥，避免肛周皮肤受损。
7. 开塞露给药方法无效时应到医院就诊。
8. 对开塞露过敏的患者禁用。

（薛凯跃 / 裴　琛）

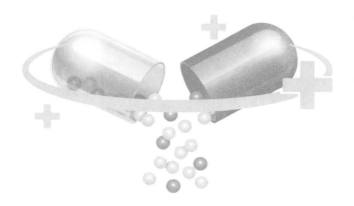

第十一章

肿瘤患者自我健康管理

第一节　如何进行乳房自我检查？

乳腺癌是全球女性发病率最高的癌症，居我国女性恶性肿瘤的首位，且发病率呈上升趋势。早期乳腺癌无自觉症状，很多患者在洗澡时自行发现。临床上女性定期的乳房自我检查有助于及早发现乳房的病变，早发现、早诊断有利于早期治疗，以免延误病情。本节针对乳房检查的时机、方法进行介绍。

✚ 乳房自检的时机

每个月进行1次乳房自我检查。由于乳腺常受内分泌的影响，月经前和月经期可能出现不同程度的乳房增生、乳房胀痛，不易发现乳腺问题。因此，乳房自我检查的最佳时间通常是月经来潮后第7～10天或月经结束后2～3天，此时雌激素对乳腺的影响最小，乳腺组织比较柔软，更易触摸到乳房肿块；绝经后女性可以每个月固定一个时间进行自检（图11-1-1）；已行乳腺癌手术的患者需要警惕乳腺癌的复发，仍需定期进行乳房自检。

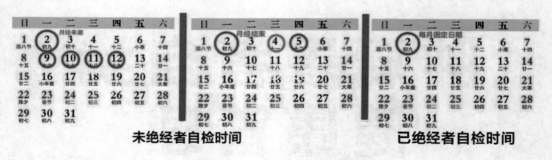

图 11-1-1　乳房自检的时机

✚ 乳房自我检查方法（图11-1-2）

1. **看**：充分暴露，脱掉上衣，自然光线下站在镜前观察。双上肢放松，垂于身体两侧，观察乳房皮肤颜色有无红肿；双侧乳房的大小和外形是否对称；局限性有无隆起、凹陷或皮肤橘皮样改变；有无乳头回缩或抬高或位置改变等。更换姿势，双手叉腰，双臂上举再看，以便观察到乳房的正面、侧面以及腋下。

2. **摸**：取平卧位，肩下垫软枕，手臂置于头下，使乳房平铺于胸部更容易检查。右手摸左乳，左手摸右乳，按顺时针或逆时针方向触摸，力度适宜，既不能太重也不能太轻，更不能用捏的方式。将乳房比作时钟，从乳房12点位置开始，将一侧手的示指、中指和环指并拢，用指腹在对侧乳房上紧贴皮肤进行环行触摸，由外向内，然后检查乳头、乳晕，最后检查腋下有无肿块，避免遗漏。同种方法查另一侧。

3．挤：用拇指和示指由乳晕向乳头处挤压乳头，避免直接挤压乳头堵塞乳管开口。观察有无液体流出。如有液体流出，观察液体的颜色。

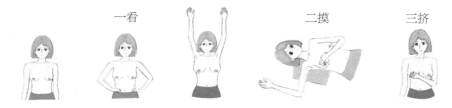

图 11-1-2　乳房自我检查的方法

⊕ **出现以下情况应及时就医，由专业医师做进一步检查**

1. 乳房皮肤有红肿、破溃、湿疹、凹陷或橘皮样改变等。
2. 乳房的大小、形状改变。
3. 乳头有凹陷或位置改变。
4. 乳房或腋下摸到肿块。
5. 乳头有溢液。

提示：乳房自检不能替代乳腺癌筛查，有高风险的女性应定期进行乳腺癌筛查。

（李美红）

第二节　乳腺癌患者术后如何进行患肢功能锻炼?

外科手术是乳腺癌治疗的首选方法。由于手术切口大、局部组织缺失、术中淋巴清扫以及术后放疗等因素，导致皮下组织纤维化、淋巴回流受阻、肢体活动功能障碍等情况。患侧肢体活动的受限，对日常工作和生活造成不良影响。术后及时、准确地进行功能锻炼可加快创面血流速度，减少积血和积液，同时还能防止关节僵硬和肌肉萎缩，对于恢复患者患肢功能和消除水肿至关重要。

术后 3 个月是乳腺癌术后患肢功能恢复的重要时机，术后清醒后即可开始，坚持锻炼至少 3 个月。

✚ 患肢功能锻炼时机及方法（图 11-2-1）

1．术后 24 小时内：手指和手腕活动

稍用力握拳，保持 3 秒，然后五指张开；向上向下活动手腕，向内向外旋转手腕一圈。锻炼时注意上臂内收，不可外展或上抬。

2．术后 1~3 天：肘部活动

向上向下伸屈前臂，注意上臂需贴紧身体，避免肩关节外展。可用健侧上肢或他人协助患侧上肢进行屈肘、伸臂等被动活动。

3．术后 4~7 天：肩部小范围活动，达到患侧手能触摸同侧耳及对侧肩部

抬高患侧手臂至对侧胸前，手指尽量能够触碰对侧肩膀，然后放下手臂。可用患侧手洗脸、刷牙、进食等。

4．术后 7~14 天：肩部的大范围活动。术后 7 天皮瓣与胸壁黏附已基本牢固，开始增大肩部活动

患侧肘部屈曲，手掌放在对侧肩部，健侧手托住患侧肘部，双臂缓缓抬高，直至患侧肘与肩平，双臂轻轻放下；以肩部为中心，前后摆臂。

5．拆线拔管后：爬墙运动和滑轮运动

（1）爬墙运动方法：初期主要为正面爬墙运动，练习肩关节前屈；后期可进行侧面爬墙，练习肩关节外展。每日标记高度，逐渐递增幅度，直至患侧手指能高举过头，摸对侧耳。

（2）滑轮运动方法：患者双手各握住 1 个吊环，通过绳子和滑轮连接，健侧手拉动吊环牵拉患侧手臂进行抬高。

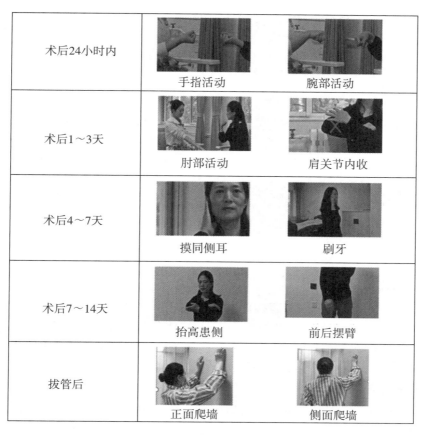

术后24小时内	手指活动	腕部活动
术后1～3天	肘部活动	肩关节内收
术后4～7天	摸同侧耳	刷牙
术后7～14天	抬高患侧	前后摆臂
拔管后	正面爬墙	侧面爬墙

图 11-2-1　患肢功能锻炼步骤及方法

⊕ 患肢功能锻炼注意事项

1. 做患肢功能锻炼时应根据病人的实际情况而定。
2. 一般以每日 3～4 次、每次 20～30 分钟为宜。
3. 循序渐进，逐渐增加功能锻炼的内容，强度以不引发疼痛为宜。
4. 术后 7 天内限制肩关节外展，以防皮瓣移动而影响愈合。
5. 严重皮瓣坏死者，术后 2 周内避免大幅度运动。
6. 皮下积液或术后 1 周引流液超过 50 ml 时应减少练习次数及肩关节活动幅度。
7. 植皮及行背阔肌皮瓣乳房重建术后要推迟肩关节活动的时间。

（李美红）

第三节　肠造口患者如何自行更换造口袋?

肠造口是指将肠道的一部分外置于腹部表面,用来代替肛门排泄粪便。肠造口患者在出院后,由于对疾病认知不足,自护措施不熟练,可能会引起各种并发症的发生,影响患者的康复。为使患者在康复期间能够得到有效的护理,避免并发症的发生,肠造口患者及家属掌握更换造口袋技术至关重要。

✚ 更换造口袋的流程

1. 更换造口袋的时机

更换造口袋尽量选择造口没有排便的时候。对于大多数人来说,宜在清晨空腹时,此时排泄物比较少。有些人可以选择一天结束时或者饭后 2 小时后再更换造口用品。回肠和结肠造口患者宜每 3 ~ 5 天更换一次,或当底盘渗漏时、皮肤疼痛或瘙痒时尽快更换。

2. 用物准备

无酒精湿纸巾、柔软的干纸巾、造口底盘、造口袋、弯剪、测量尺、清洁手套、棉签、垫巾或棉垫、垃圾袋。

3. 操作流程

(1)清洁双手。

(2)患者取舒适卧位,充分暴露造口部位,使用垫巾或棉垫铺在患者身旁。

(3)佩戴清洁手套,一手固定皮肤,另一手自上而下揭除造口底盘;观察排泄物性状及底盘粘胶的溶解变色程度。

(4)用无酒精湿纸巾清洁肠造口及周围皮肤,再用柔软的干纸巾蘸干造口周围皮肤,观察造口黏膜及周围皮肤情况。

(5)按测量好的造口根部大小及形状裁剪造口底盘,直径大于造口根部 12 毫米。造口底盘中心孔剪裁完毕后,应用手指将底盘中心孔毛刺捋平。

(6)对准造口由下而上粘贴造口底盘,由内向外轻轻按压底盘,使其粘贴牢固(图 11-3-1)。

(7)将造口袋及造口底盘扣合紧密,夹闭造口袋底端开口(图 11-3-2)。

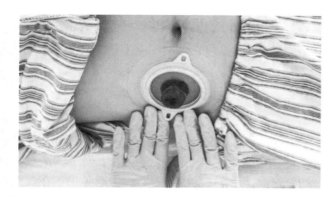

图 11-3-1　粘贴造口底盘

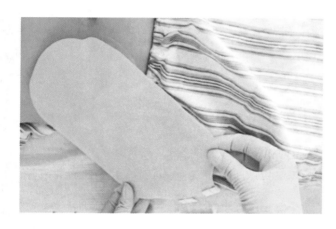

图 11-3-2　夹闭造口袋底端开口

➕ 注意事项

1. 造口底盘的粘贴能力有限，造口袋内粪水过满时底盘受重力牵拉容易松脱，造口袋内气体过满时会因气压增大而影响造口底盘的稳固性。一般造口袋内收集的排泄物达1/3 满时，最多不超过 1/2 满时就要排放；排泄物成形的宜在每次排泄后排放。

2. 患者独立操作时，可将所有用物放在触手可及的地方，然后面对镜子，取站立位更换肠造口袋。

3. 居家期间如发现肠造口的异常情况，例如造口肠管颜色变深或者出血等，造口肠管水肿、回缩、脱垂、肠黏膜与皮肤缝合处可见肉芽长出等，造口周边皮肤出现瘙痒、疼痛、红斑、破溃等，肠黏膜与皮肤缝合处发生分离等，需及时就医，由专业的护理人员给予指导及处理。

（李　宁）

第四节　头颈部肿瘤患者如何居家进行规范化间歇重力喂养?

　　吞咽障碍是由于下颌、双唇、舌、软腭、咽喉、食管等器官结构和（或）功能受损，不能安全有效地经口进食的一种临床表现，可表现为在吞咽时出现咽下困难、饮水呛咳等，影响进食。头颈部肿瘤患者在手术及放化疗后常并发吞咽障碍。为避免患者在短期内营养物质摄入不足，可采取间歇喂养的方式。间歇重力喂养是采用重力型滴注的方法，将肠内营养液置于容器内，在重力作用下将营养液经鼻饲管缓慢注入胃内的喂养方法，做好患者间歇重力喂养是维持或促进营养的关键。

⊕ 操作时的流程及注意事项

1. 间歇重力喂养前

（1）用物准备：鼻饲液、温开水、50 ml 注射器、听诊器、营养袋。

（2）患者准备：协助患者摆好体位（坐位或平卧位）。鼻饲前给予患者翻身拍背，鼓励患者咳痰，避免误吸。

（3）操作者准备：操作者洗手、周围环境清洁。

（4）鼻饲液配制（以安素举例）：向量杯中注入 200 ml 温开水，徐徐加入 6 勺安素，搅拌至完全溶解，配制成 250 ml 的鼻饲液（图 11-4-1）。

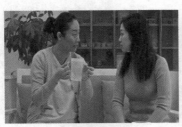
试温

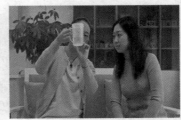
查看刻度

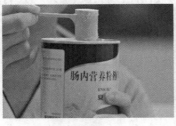
平勺

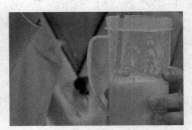
搅拌

图 11-4-1　鼻饲液配制

2．间歇重力喂养中

（1）抬高床头至 30° ～ 45°，预防误吸或反流的发生。

（2）检查鼻饲管路的外露长度及位置。

（3）喂养前用 30 ～ 50 ml 温开水脉冲式冲洗鼻饲管路，确认管路通畅。

（4）连接鼻饲管路注入鼻饲液，每次 250 ～ 400 ml，每日 4 ～ 6 次，速度依据患者耐受程度设定，一般设为 30 ml/min（图 11-4-2）。

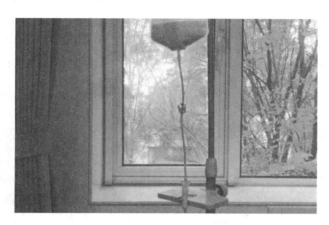

图 11-4-2　调节输注速度

3．间歇重力喂养后注意事项

（1）患者保持半坐位或坐位 1 小时，防止因食物反流引起吸入性肺炎的发生。

（2）间歇滴注后用 30 ～ 50 ml 温开水脉冲式冲洗饲管。

（3）准确记录每次鼻饲的量、时间，滴注期间注意观察患者有无腹痛、腹胀的症状，观察排便情况。

间歇重力喂养与间歇推注喂养的区别

1．喂养初期的病人耐受程度不同：大多数病人都可耐受间歇重力喂养；而部分病人在进行间歇推注喂养初期会表现为不耐受，如出现恶心、呕吐、腹胀、腹痛、腹泻等症状。

2．喂养时的速度不同：间歇重力喂养时速度一般为 30 ml/min，而间歇推注喂养时速度宜 ≤ 30 ml/min。

（张晓婷）

第五节　如何预防及护理靶向治疗所致的
手足综合征?

靶向治疗是除化疗、免疫治疗外目前常用的恶性肿瘤治疗方法之一。治疗的不良反应除常见的胃肠道反应，还常出现皮肤相关问题。手足综合征又称为掌跖红斑综合征，是靶向治疗中常见的皮肤不良反应，表现为手掌、足底、手指脚趾末端麻木、刺痛、红斑、皮肤皲裂，严重时可发生溃疡、水疱、剧烈疼痛甚至继发感染（图 11-5-1），给患者带来极大的痛苦，因此居家期间做好相关预防及护理尤为重要。

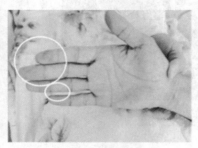
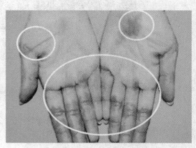

红斑　　　　　　　　　　　　　红斑及皲裂

图 11-5-1　不同程度的手足综合征表现

⊕ **靶向治疗期间手足综合征的护理要点**

1．用药教育
靶向治疗前向患者讲解治疗中可能会出现的手足综合征，包括临床表现、对身体的影响及治疗方法。做好沟通，引起患者的重视，给予心理支持，减轻治疗恐惧，增强信心并提高治疗依从性。

2．局部防护（图 11-5-2）
（1）手足综合征常发生在手掌、足底及局部皮肤等摩擦较多的部位。在靶向治疗前及治疗中需将有保湿功效的软膏或护肤品涂抹在这些部位，涂抹时动作轻柔，不要用力按摩或反复揉搓。

（2）穿宽松、透气性好的衣物，防止局部皮肤被挤压或摩擦。

（3）方便时穿戴手套、鞋垫来减轻局部压力的刺激。

（4）室外活动时做好防晒，尽量使用防晒倍数（SPF）大于 30 倍的防晒霜。

（5）避免接触香水、酒精、强力清洁剂、洗衣粉、肥皂等碱性或刺激性强的化学品，同时避免热水浸泡手足，尽量戴橡胶手套洗碗。

（6）进行日常打字或操作手机等，避免单一姿势操作时间过久，应勤更换操作手指。

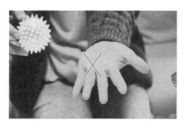
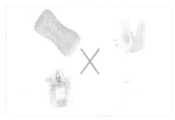

不用按摩、揉搓　　　　　　　　禁用物品

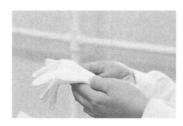
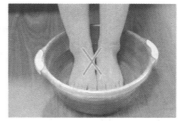

方便时戴手套　　　　　　　　避免热水浸泡

图 11-5-2　局部防护

3．饮食护理

鼓励患者吃高热量、高蛋白、高维生素饮食并多饮水。不吃辛辣等刺激性食物。可适当增加维生素 B_6、维生素 C 及维生素 E 的摄入。

4．活动护理

靶向治疗中不要做剧烈运动和从事体力劳动，防止因皮肤温度过高而发生损伤。日常运动以散步、慢走为宜，避免长时间站立、行走和蹲坐。避免进行对手掌和足底施压过大的剧烈运动。休息时适当抬高肢体，尽可能使下肢处于水平位，以促进血液回流。

5．症状护理

当出现任何皮肤不适和异常时，要及时就医。如有皮肤瘙痒，可用手轻轻拍打，不要用手抓挠皮肤或用力擦洗瘙痒及皮疹部位，洗澡后不要用毛巾擦抹皮肤，应轻拍或轻压干皮肤上的水分。出现丘疹及脓疱时不可挤破，以免造成继发感染。如头皮出现丘疹及脓疱，洗头时用指腹按压清洗，梳头发时用宽齿梳子轻柔梳理。治疗期间尽量不染发、不烫发。

（魏　娜）

视频讲解

第六节　化疗患者如何居家进行口腔黏膜护理?

化疗是肿瘤患者的常用治疗方法之一，化疗药物在杀伤肿瘤细胞、提高治愈率的同时，也会产生一系列不良反应。由于化疗药物对造血和免疫功能产生抑制作用，常引起口腔内病原微生物的增殖，继发口腔黏膜炎症，引发口腔黏膜变薄、破损、坏死等情况，不但给患者带来痛苦，还会影响正常进食，进而降低营养的摄入。因此，在化疗期间，口腔黏膜炎的预防尤为重要。本节将介绍化疗期间口腔黏膜的居家护理知识。

⊕ 避免口腔黏膜的损伤

每天餐后和睡前使用改良 Bass 刷牙法刷牙，选用软毛牙刷，注意动作轻柔。建议每餐后使用漱口水，不应含有乙醇，推荐使用生理盐水、2% ~ 4% 碳酸氢钠等温和的漱口水。不使用牙签等坚硬的物质剔牙。有义齿（假牙）者在三餐后取下义齿清洁、浸泡后再使用，摘取假牙动作要轻柔。

⊕ 降低口腔内温度

相关研究证实，冷冻疗法具有预防化疗期间口腔黏膜炎发生的作用，因此，在输注化疗药物前口含冰块（图 11-6-1），能够对口腔黏膜组织进行局部降温，暂时减少口腔黏膜血液流动，减少口腔黏膜组织中化疗药物的浓度。但是对于接受甲氨蝶呤治疗的同种异体造血干细胞移植的患者来说，冷冻疗法并不能降低口腔黏膜炎的严重程度。另外，对于接受奥沙利铂等铂类化疗药物治疗的患者，冷冻疗法可加重口腔、唇、舌面等的神经毒性，在化疗期间禁止使用冷冻疗法。冷冻疗法实施时应注意时长，患者口含冰块持续 1 小时可能会感到不适，以致后期治疗依从性变差。

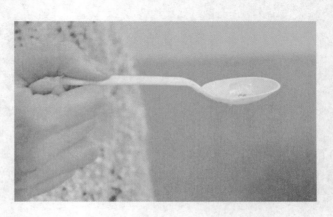

图 11-6-1　冷冻口腔

⊕ 充足睡眠，合理膳食

保证充足的休息时间，多摄入高能量、高蛋白、高维生素、口味清淡的易消化食物，例如新鲜的蔬菜、水果、肉、蛋、奶，避免辛辣刺激和坚硬的食物（图11-6-2），每天饮水量不低于2000毫升，禁忌饮酒和吸烟。

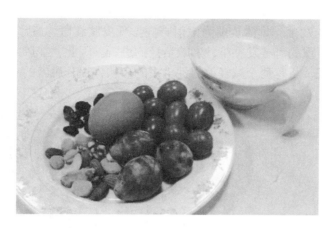

图 11-6-2　均衡饮食

⊕ 关注口腔黏膜变化

化疗前、后需要定期观察口腔黏膜病变情况，确保及时发现口腔黏膜炎，并及时就医，采取相应措施。

⊕ 正确应对口腔黏膜炎

治疗过程中出现口腔黏膜炎，建议使用吸管进食流质饮食，尽量保持溃疡病灶干燥、清洁，严重感染时进行抗感染治疗。

（辛春艳　裴　琛）

第七节 放疗患者如何居家进行照射野皮肤的护理？

放射治疗是指用射线治疗恶性肿瘤的重要手段（图11-7-1）。放射线对人体具有一定危害，可导致放射野内微血管的管壁发生肿胀、痉挛，管腔变窄或堵塞，从而导致放射性皮炎等不良反应的发生。具体表现为照射野内出现皮肤红斑、瘙痒、干性皮炎、滤泡，继之湿性皮炎等，严重的可继发感染，影响治疗的进行。因此，在肿瘤放射治疗期间，做好照射野皮肤的护理，将有利于减轻放射性皮炎的症状，提升患者的舒适程度。

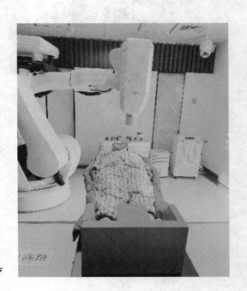

图 11-7-1 放射治疗

⊕ 放疗前的护理要点

放疗前，应仔细检查照射野皮肤是否存在破损、急慢性炎症及其他皮肤异常，如果发现相关异常，应及时报告主治医师。告知患者放疗会带来一定程度的不适，特别是皮肤的不良反应，因此需加强对照射野皮肤的自我观察。如果出现放射性皮炎等皮肤损伤的表现，需要及时就诊，遵医嘱治疗。

⊕ 放疗期间的居家护理要点

1. 减少对照射野皮肤的刺激

（1）选择柔软、宽松、吸湿性强的内衣，避免穿着紧身衣物。

（2）避免涂抹化妆品，减少不必要外用药物的使用。

（3）避免在照射野皮肤上按摩、搓擦等刺激，以免加重皮肤反应。

（4）碘酊、酒精、胶布等刺激性物品不可直接接触放射野皮肤。

（5）局部热敷会加重放射性皮炎，因此应避免在照射野皮肤上进行局部热敷。

（6）如果皮肤有瘙痒等症状，可以采用轻轻拍打、冷敷等方法缓解，避免搔抓皮肤。

2．保持照射野皮肤清洁干燥

放射治疗期间，应保持照射野皮肤的清洁。清洁皮肤时应使用温水和性质温和的肥皂，避免使用热水和磨砂类洗面奶，以免损伤皮肤。同时，应避免使用酒精、过氧化氢（双氧水）等会刺激皮肤的清洁用品（图11-7-2）。清洗后，用柔软的毛巾轻轻擦干皮肤。

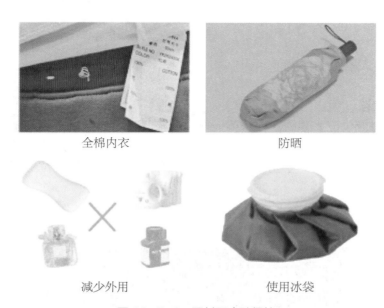

全棉内衣　　　　　　　　防晒

减少外用　　　　　　　　使用冰袋

图 11-7-2　照射野皮肤保护

3．药物治疗

皮肤出现异常要及时就医，如果皮肤出现红肿、瘙痒等症状，可以在医生的指导下外敷一些消肿药膏，如氢化可的松乳膏等药物。发生渗出、糜烂时可以在医生的指导下选择外敷京万红、紫草油等药物。

（辛春艳　裴　琛）

视频讲解

第八节　肿瘤患者如何居家进行腹腔引流管的自我管理？

　　腹腔引流管是腹部外科手术常用的治疗措施，部分肿瘤患者手术后需携带腹腔引流管返家，其目的是通过引流的方式将腹腔内胆汁、腹水等液体及时引出体外，减少毒素的吸收，降低腹腔内感染的发生。不正确的管路管理可能会导致腹腔出血、感染、管路意外脱出等，严重影响患者安全，正确实施腹腔引流管的居家管理至关重要。

✚ 留置腹腔引流管期间的注意事项

1. 妥善固定

　　引流管和引流袋应妥善固定在身体一侧，引流管可用胶贴以"高举平台法"妥善固定（图11-8-1）。"高举平台法"是指将胶布360°环形包绕引流管，使导管高于皮肤0.5 cm，再将两边胶带黏贴于两侧皮肤上。固定原则为引流管固定位置不高于引流管口的位置。

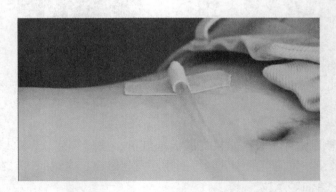

图11-8-1　高举平台固定法

2. 保持通畅

　　为保证引流效果，引流管要保持通畅。当患者翻身时，应及时查看管路有无打折、受压。每日要定时挤压管路，挤压时一手夹住腹腔引流管远端10～15 cm处，用另一手的示指、中指、环指、小指指腹及鱼际肌用力挤压靠近身体一侧的引流管（图11-8-2）。若发现引流量突然减少，比如24小时内无引流液引出并自感腹胀、体温异常时，提示可能出现管道堵塞，应及时就医。

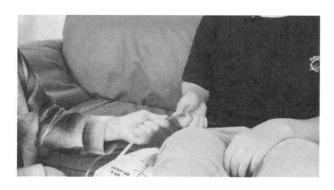

图 11-8-2 管路挤压手法

3．观察记录

每 24 小时倾倒引流液并做记录，用带有刻度的容器测量引流量，注意观察引流液的颜色、量、气味等。如引流液突然增多，且为血性，触之温热，要警惕腹腔内出血；如患者出现腹痛，引流液颜色变为褐色、暗红色或黄色黏稠样，且引流量 >100 ml/d 时，要警惕吻合口瘘的发生；患者出现发热且引流液出现异味时，要警惕感染的发生。

4．定期更换引流袋

目前通常采用抗反流引流袋与腹腔引流管连接，可有效降低逆行感染的风险，要求每周更换 1 次。更换引流管的方法为：

（1）更换时先夹闭引流管的近端，再分离引流袋和引流管。

（2）用棉签蘸取 75% 酒精或安尔碘，由内向外消毒引流管的内口和外口，严格遵循无菌原则。

（3）连接抗反流引流袋，轻轻挤压引流管，保持其通畅。

（4）标记引流管名称、更换时间等。标签填写完整后黏贴于引流袋上方。

⊕ 留置腹腔引流管意外脱出的处理措施

居家期间，如发现引流管路从腹部脱出，切记不可自行将脱出的引流管放回，以免导致腹腔感染。正确的做法是立即将暴露的引流管口用络合碘消毒并用无菌纱布覆盖，减少活动，在家人的协助下及时就医。

（李蕙杰　裴　琛）

视频讲解

第九节　胰腺癌术后患者如何居家进行血糖的自我管理？

胰腺手术一般会对胰腺进行部分切除或全部切除，从而导致内分泌系统出现紊乱，患者控制血糖的能力随之降低，易出现血糖紊乱的症状，甚至当胰腺损伤达到一定程度时，还会导致胰源性糖尿病的发生。因此，胰腺术后患者需要密切关注血糖水平，采取有效措施调节血糖。

➕ 居家自我检测血糖的注意事项

1．定时检测血糖

血糖值每时每刻都在变化，需要在保证生活规律的同时，定时进行血糖检测，才能取得相对准确的血糖值（图11-9-1）。对于血糖控制不佳、反复低血糖、长期使用胰岛素的患者，建议至少每天测量4次，即早餐前、午餐前、晚餐前和睡前。对于口服降糖药效果达标的患者，建议每周测量空腹和餐后血糖1～2次。当怀疑有低血糖发生时，应随时测量指尖血糖。

分类1	空腹血糖（mmol/L）	餐后2小时血糖（mmol/L）
正常血糖	< 6.1	< 7.8
空腹血糖受损	≥6.1，< 7.0	< 7.8
糖耐量异常	< 7.0	≥7.8，< 11.1
糖尿病诊断标准	≥7.0	≥11.1
分类2	随机血糖（mmol/L）	
低血糖	正常人：< 2.8 孕妇：< 4.0 糖尿病患者：< 3.9且 > 4.4	
糖尿病临界值	糖尿病患者：< 3.0且 > 4.4	
高血糖高渗状态	≥33.3	

图 11-9-1　血糖水平分类

2．固定部位采血

通常选取指尖血进行测量，采血部位选择手指末端两侧，因其神经感受器少，痛觉低。可以10个手指轮换采血。注意采血时不要把血强行挤出，以免血液中混有细胞液，影响测量结果。

3．正确使用血糖仪

血糖仪插入试纸后待机时间一般为1分钟，超过1分钟将自动关机。检查血糖仪和试纸的有效期、准备采血针、消毒手指、安装试纸，指尖采血的流程要熟练。如果血糖仪已经关机，不要将血液滴入，需将血糖试纸拔出后重新插入试纸，启动开机后再测量。开封的试纸要避免受潮，以免影响血糖测量的准确度。

⊕ 绘制血糖曲线

要想了解血糖波动规律，掌握血糖变化，可尝试收集日常血糖监测数据，绘制成血糖曲线（图 11-9-2）。将横坐标设置为时间节点，如早餐前、午餐前、晚餐前和睡前等时间段，将纵坐标设置为血糖数值，绘制完毕后可以将每次的血糖数值连接成曲线以观察血糖波动。血糖波动越小，血糖曲线越平缓；血糖波动越大，血糖曲线越波折。

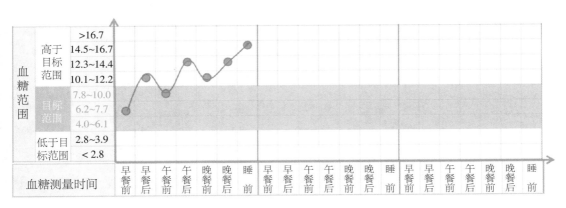

图 11-9-2　血糖曲线

⊕ 血糖异常时的处理措施

1. **低血糖症状**：表现为自感虚弱，皮肤苍白，大汗，心跳加速，自觉发冷。

处理措施：立即测量血糖获取血糖值，当血糖低于正常值时，若患者意识清楚，应立即协助其进食含糖食物，如含糖饮料、果汁、葡萄糖粉、一汤匙蜂蜜等。若患者无法合作或昏迷，可将头部偏向一侧，把一汤勺的蜂蜜或糖浆灌入患者牙齿及脸颊中间，并按摩脸颊，以利其吸收，立即送医，途中每 15 分钟口服一次含糖食物。

2. **高血糖症状**：表现为自感口渴、多尿、虚弱无力、恶心，如出现酮症酸中毒者症状，则表现为呼吸深而快、呼气可闻及烂苹果味道。

处理措施：立即测量血糖，当血糖高于正常值时，轻症者可多饮水，遵医嘱注射胰岛素；发生酮症酸中毒者应立即就医。

（李蕙杰　裴　琛）